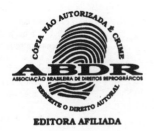

EDITORA AFILIADA

Dados Internacionais de Catalogação na Publicação (CIP)
(Câmara Brasileira do Livro, SP, Brasil)

Entre psiquê e soma : introdução à psicologia biodinâmica /
Gerda Boyesen ; [tradução Beatriz Sidou]. São Paulo: Summus,
1986.

Bibliografia.

ISBN 978-85-323-0265-6

1. Espírito e corpo - Terapias 2. Psicoterapia - Uso terapêutico I.
Título. II. Título: Introdução à psicologia biodinâmica.

86-1594   CDD-615.851
                                          NLM-WB 880

Índices para catálogo sistemático:
1. Corpo e mente : Terapias   615.851
2. Mente e corpo : Terapias   615.851
3. Psicologia biodinâmica : Terapias   615.851

www.summus.com.br

Compre em lugar de fotocopiar.
Cada real que você dá por um livro recompensa seus autores
e os convida a produzir mais sobre o tema;
incentiva seus editores a encomendar, traduzir e publicar
outras obras sobre o assunto;
e paga aos livreiros por estocar e levar até você livros
para a sua informação e o seu entretenimento.
Cada real que você dá pela fotocópia não autorizada de um livro
financia o crime
e ajuda a matar a produção intelectual de seu país.

GERDA BOYESEN

entre
PSIQUÊ
E SOMA
INTRODUÇÃO À PSICOLOGIA BIODINÂMICA

summus editorial

Do original em língua francesa
ENTRE PSYCHÉ ET SOMA
Introduction à la psychologie biodynamique
Copyright© 1985 by Gerda Boyesen
Direitos desta tradução adquiridos por Summus Editorial

Tradução: **Beatriz Sidou**
Revisão técnica: **Rubens Kignel**
Capa: **Mari Pini e Idalina Lopes**

Summus Editorial
Departamento editorial
Rua Itapicuru, 613, 7º andar
05006-000 – São Paulo – SP
Fone: (11) 38723322
http://www.summus.com.br
e-mail: summus@summus.com.br

Atendimento ao consumidor
Summus Editorial
Fone: (11) 3865-9890

Vendas por atacado
Fone: (11) 3873-8638
e-mail: vendas@summus.com.br

Impresso no Brasil

ÍNDICE

Apresentação da Edição Brasileira 7

Apresentação 11

Agradecimentos 17

I — AS ORIGENS DA PSICOLOGIA BIODINÂMICA ... 19
1. Wilhelm Reich e Ola Raknes, 19
2. Meu encontro com Ola Raknes, 21
3. O Instituto Bülow-Hansen, 30
4. A massagem que funciona como Psicanálise, 34
5. A descarga vegetativa, 41
   Estrutura do reflexo de sobressalto (startle-reflex pattern), 48

II — A ELABORAÇÃO DAS PRIMEIRAS TEORIAS BIO-
DINÂMICAS 50
1. A teoria da descarga vegetativa, 50
2. Hipertonia e hipotonia, 51
3. A teoria da circulação do sangue na neurose, 52
4. A esquizofrenia, 60
5. Da teoria da libido à teoria da energia cósmica, 63
6. A solidificação, 66
7. A teoria de Freud, 74
8. A descoberta do peristaltismo, 76
9. O princípio plasma-farádico e o princípio plasma-galvânico, 82
10. A teoria da psicose maníaco-depressiva, 83
11. Começo a utilizar um estetoscópio pousado sobre o ventre, 86
12. A auto-regulação psicoperistáltica, 86
13. A teoria freudiana da histeria e a teoria biodinâmica, 88
14. A regressão energética, 92

15. O psicoperistaltismo e a teoria freudiana dos sonhos, 93
16. O LSD (ácido lisérgico), 96
17. Transição Noruega-Inglaterra, 97

III — A DESCOBERTA DE NOVAS TÉCNICAS E DE NOVAS TEORIAS 100
1. Londres, 100
2. A vegetoterapia, 101
3. O processo psicodinâmico, 102
4. As técnicas de grupo e o trabalho de Lowen, 106
5. O trágico e o trivial, 107
6. Os grupos, 111
7. A teoria biodinâmica da psicose, 113
8. O inconsciente e a teoria embriológica, 116
9. O Eu-motor e a regulação diafragmática, 117
10. A circulação libidinal e o bem-estar na independência, 119
11. O efeito da interrupção, 123
12. O enraizamento de Lowen, 128
13. Da estase à circulação libidinal, 136
14. A dor, 140
15. Os diferentes sons do psicoperistaltismo, 143

IV — O CAMPO TERAPÊUTICO BIODINÂMICO 149
1. Publicar minhas teorias, 149
2. Massagem peristáltica e cardiologia, 150
3. A profilaxia das neuroses, 151
4. O tratamento de urgência, 157
5. "Ajuda-te a ti mesmo" e o método do campo bioenergético, 159
6. Os métodos da Psicologia Biodinâmica nos hospitais psiquiátricos e nas clínicas para doentes mentais, 163
7. As pessoas em transição, 166
8. Epílogo: a terapia da girafa, 169

ANEXOS
1. A atividade rítmica espontânea na musculatura lisa, 171
2. Um caso de tratamento da neurose com o método psicoperistáltico, 173
3. Um caso de psicose maníaco-depressiva: Oscar, 175
4. O peristaltismo controlado pelo estetoscópio, 185

BIBLIOGRAFIA SUMÁRIA 187

Sobre a Autora, 189

APRESENTAÇÃO DA EDIÇÃO BRASILEIRA

GESTA AÇÃO

Gerda Boyesen é gestadora de técnica e seres humanos. É uma mulher que aprendeu a conceber e saber esperar. Pratica psicoterapia corporal, ou psicanálise do corpo, principalmente à moda de mulher. Que é fecundada, gesta, pare e cuida do seu bebê, coisas de que só mesmo a mulher poderia escrever, por vivê-las e senti-las em seu próprio corpo.

Introduzir Gerda aos leitores e leitoras brasileiras é uma tarefa gostosa, embora ela mesma seja sua melhor apresentadora.

Principalmente a partir da espontaneidade da criação, como o bebê que vem ao mundo e responde da forma mais natural possível a todos os estímulos internos e externos. Gesto criador.

O estetoscópio criado a partir de experiência e pesquisa; o cordão umbilical; a vegetoterapia; os impulsos orgânicos. Como ela própria diz, laissez-faire: deixe ser, deixe acontecer.

Receptora e doadora dos gestos espontâneos. Uma técnica de mulher que começa a partir do amor e toque carinhoso: a massagem psicoterapêutica.

Rubens Kignel

Dedico este livro a todos aqueles que estão a serviço do Homem e aos gigantes sobre cujos ombros sou carregada.

Eu o dedico igualmente a minha família, aos que me são próximos e aos pacientes entre os quais a verdade psicológica me permitiu fazer estas descobertas.

APRESENTAÇÃO*

"Lá onde está o eu, o isto deve acontecer." Gerda Boyesen, invertendo a proposição de Freud, "lá onde está o isto, o eu deve acontecer", coloca-a em seu lugar: lá, onde está a personalidade secundária, artificial, neurótica, a personalidade primária espontânea deve tomar lugar; a energia vital e pulsante deve investir o eu motor. Wilhelm Reich havia à sua maneira recolocado a Psicanálise no seu devido lugar, ou melhor, em seu sexo, ao centrar suas pesquisas sobre a função do orgasmo.

Pode-se fazer Jung dizer: "lá onde está o isto, o eu deve acontecer", pois ele devolveu à Psicanálise sua dimensão vertical, aquela que a palavra evoca, etimologicamente: análise — desamarrar novamente, libertar de baixo para cima (o sopro, a alma). Freud, apesar de criador do termo, corta suas asas quando em sua definição entende análise no sentido habitual, embora derivado de decomposição em elementos constituintes. Freud tem, aliás, uma tendência a voltar sobre a carga liberadora e revolucionária de suas primeiras descobertas, no sentido do fechamento e da contra-revolução. Pelo menos pode-se interpretar assim o segundo tópico em relação ao primeiro, e seu posterior interesse menor por seus primeiros conceitos de energia e de libido. Dito isto, não para minimizar a obra de Freud, mas numa tentativa de mostrar como a Psicologia Biodinâmica de Gerda Boyesen pôde integrar e conciliar os três grandes: Freud, Reich e Jung.

Marise Choisy tentou realizar esta síntese, mas distanciou-se muito rapidamente da de Reich; devemos-lhe, contudo, a tradução francesa de *A Função do Orgasmo* e sua revista *Psyché* (a primeira e última revista de Psicanálise de grande cultura, fazendo justiça a seu marido) publicou algumas páginas no número de outubro de 1950.

---

* O autor desta Apresentação foi quem adaptou o texto original inglês para a edição francesa. (Nota da Editora).

Gerda Boyesen partiu da vegetoterapia reichiana, que começara em 1947 com Ola Raknes, que mais tarde reuniu, em seus métodos e suas concepções, o mundo da transcendência e da sincronicidade de Jung. "O caminho que chega ao corpo é um impasse, o caminho que parte do corpo é uma grande estrada", dizia um terapeuta da mediação corporal de vanguarda, L. Ciccione.

O título do livro de Gerda Boyesen, *Entre Psiquê e Soma*, evoca o problema central da Psicanálise, aquele das relações entre a consciência e o corpo, e faz uma referência à maneira como Freud o colocou ao descobrir a existência do inconsciente entre a psiquê e o soma. Ele a descobriu, não a inventou, ou seja, ele a tirou de onde ela fora sepultada. "Entre a psiquê e o soma, diz Freud num relato de Gerda Boyesen, há uma fronteira que meus sucessores deverão explorar e cujas leis de funcionamento eles deverão descobrir." Esta fronteira, esta "terra de ninguém", é o inconsciente, onde reina a pulsão. Freud definiu a pulsão em sua *Metapsicologia*, como um conceito-limite entre o psíquico e o somático. A pulsão principal (ele distinguirá muitas) ele chama de libido (da raiz *lob, lieb*, amor). Os sucessores de Freud verão surgir, da "terra de ninguém" do inconsciente, o corpo do isto, da pulsão; um corpo que os anatomistas mantiveram escondido sob o corpo físico composto de carne, osso e sangue, com uma largura, uma altura e uma profundidade, escalpelável de baixo acima (*anatomein*), não podendo conter nada além do que estava visível e inventariado. Na alegria do achado, eles denominaram este corpo com nomes maravilhosos: corpo erógeno, libidinal, corpo de desejo, falo... e deram-lhe a palavra colocando-o no mais elevado dos céus na Ordem do Simbólico, tanto assim que "não se lhes dará maior atenção do que ao que do corpo reside nas palavras". O inconsciente tornou-se uma linguagem e "estruturado como uma linguagem".

Para Reich, entre a Psiquê e o Soma, existe ao mesmo tempo a antítese e a identidade. Identidade funcional, diz ele, significa que os dois em seu próprio plano preenchem a mesma função, a da vida. No espaço entre a psiquê e o soma está sempre o inconsciente, mas ele permanece corporal, ou ao menos, rente ao corpo, ele se adere ao corpo, ele corre no corpo, como a bioenergia corre no sangue e no corpo todo. Desejamos falar de corpo energético, mas Reich não emprega esta palavra, ainda não é moda, ele fala de bioenergia, de orgônio, da pulsação. A pulsão torna-se a pulsação, pois a fórmula da vida é o ritmo expansão-contração, acumulação-liberação, tensão-repouso, carga-descarga, inspiração-expiração. O orgasmo representa a própria fórmula da vida: tensão mecânica, carga elétrica, descarga elétrica, relaxamento mecânico. Reich não se interessa pelo ato sexual em si, mas pela sexualidade enquanto função biológica por excelência da expansão do centro para a periferia. O orgasmo não é o coito, e sim a mais perfeita expansão possível do corpo energético e da consciência. "O orgasmo, diz Gerda Boyesen, é a pulsação harmoniosa de todas as células." Se ele permanece no centro da terapia reichiana, é porque ele realiza, na consciência e no corpo, a própria experiência da fórmula da vida. Tudo que garante a motilidade total do organismo, sua pulsação, tudo que colabora na circulação bioenergética no corpo, faz parte da terapia. O conhece-te a ti mesmo e conhecerás o universo é para se inscrever na fronte da terapia reichiana: o conhecimento de si passa pelo alargamento, pelo afinamento da consciência do corpo, a fim de que a consciência do corpo se torne o corpo da consciência. Reich, no fundo, preconiza uma visão e uma experiência tântricas do mundo: o mundo não concebe intelectualmente, faz-se a experiência no corpo e na consciência. Mas Reich não chega à representação da consciência e de seus diferentes níveis, nos corpos cada vez mais sutis. O corpo e a consciência banham-se no oceano da vida, estão no mesmo nível da vida, que flutua num oceano de orgônio. Sobre a via da verticalidade e da transcendência, só Jung aventurou-se, e esta via nos conduz à Psicologia Biodinâmica de Gerda Boyesen.

Muitos conceitos essenciais sustentam o edifício teórico da Psicologia Biodinâmica:

O do processo dinâmico, que em dadas condições, a partir de um estímulo interior, faz com que as emoções apareçam e se descarreguem com reações vegetativas apropriadas. Este processo dinâmico tem, certamente, algo a ver com a pulsão libidinal e a bioenergia, mas é diferente desta; pode-se dizer também que ele transcende a pulsão; também se pode ligar este processo ao amor, como fala Reich, na última frase de *A Função do Orgasmo*. Mas, de onde o amor retira seu poder? "A Psicologia tornou-se uma biofísica e uma ciência natural experimental, autêntica. Seu ponto central permanece sempre o mesmo: o enigma do Amor, ao qual devemos nossa vida." Este processo é, portanto, algo mais além do que a libido, tal como a representou Freud — ou seus sucessores que se refugiaram em outro mistério, o da linguagem e da palavra. É certo que o Homem seja um ser de palavra, mas sabemos que a criança não tem acesso ao simbólico a não ser pela via do corpo libidinal da mãe; assim, a mãe é chamada de o "primeiro porta-palavra". Mas, onde reside o poder do desejo de dar acesso à criança, o acesso à palavra e ao simbólico da linguagem? Existe aí um processo dinâmico do qual somente se pode observar as condições de funcionamento.

Antes da palavra propriamente dita, em primeiro lugar está o som, depois o tom da voz, aspecto de sua encarnação. O mito de Orfeu nos conta muito sobre isto. Ele não é senão um duplo do mito de Psiquê: em um estamos no plano do som, da voz, da audição; no outro, estamos no plano do olhar, do ver e do não-ver (Eros não deve ser olhado sob pena de desaparecer). Orfeu e Eros são mediadores que permitem o acesso ao ser: o ser do usufruto do sentir, do ver, do falar, do viver. Para Gerda Boyesen, a utilização da voz como instrumento terapêutico é de importância primeira e o próprio tom da voz pode atuar a níveis diferentes, tocando o ser profundo, endoderme; o ser emocional, mesoderme; o ser intelectual, ectoderme. Todo o contato assim pode ser utilizado: tocar com a voz ou com a mão, a massagem não é mais do que uma mensagem. Mas neste jogo entre o de fora e o de dentro, o de dentro não responde se não estiver em fase com o de fora. Do nível e do lugar do tocar é que depende o desencadeamento do processo dinâmico: Gerda Boyesen chamou isto de "as chaves".

Próximo a este primeiro conceito, eis um segundo, o do processo regularizador e harmonizador das tensões, do qual o peristaltismo é a manifestação mais característica e a mais acessível. Os movimentos espontâneos dos músculos lisos do intestino têm uma dupla função para Gerda Boyesen: a de auxiliar na digestão dos alimentos e a de ajudar na digestão das tensões; é o que ela chama de psicoperistaltismo. Este processo, na verdade, existe em outras partes do corpo e provavelmente em todas as células. Ele obedece a um princípio de abertura e fechamento sobre o qual é possível jogar através de uma fina intervenção sutil da ordem da massagem, do relaxamento, das imagens mentais. Há ainda um terceiro, próximo ao do princípio da superposição cósmica de Reich: é a transformação das correntes ascendentes (intelectuais e emocionais) em correntes descendentes harmonizadoras (energia espiritual). Aqui, Gerda Boyesen, sem se distanciar muito de Reich, une-se a Jung: para Reich, as correntes vegetativas sob a couraça muscular são purificadoras do organismo e do psiquismo. Gerda Boyesen diz-nos que o desenvolvimento espiritual depende da emergência da integração das pulsões profundas vindas do soma. A purificação profunda, ligada ao restabelecimento da circulação energética libidinal, ocasiona e torna possível o desenvolvimento espiritual. Um indivíduo que reencontrou sua circulação energética libidinal, orgonótica, diria Reich, não é governado por seu superego, mas por uma mescla de sensações e sentimentos, a intuição junguiana. O sujeito que está em contato com suas correntes descendentes vê diluirem-se seus sentimentos de ódio e de hostilidade; ele se sente feliz e integrado ao universo em relação à realidade total; ele pode passar harmoniosamente de um nível de consciência a um outro.

O terapeuta biodinâmico é um terapeuta no sentido mais tradicional do termo · um sentido que está esquecido, mas que no uso do termo não está jamais completamente perdido, porque a etimologia das palavras, sua anatomia de alguma forma, marca seu destino. Assim a Psicanálise, malgrado a restrição de sentido que Freud lhe impôs, não deixou de se abrir às suas conotações originais, *psicolise* (conceito que os orfistas já empregavam), liberação da alma encerrada na matéria do corpo, alargamento do sopro, expansão da consciência, elevação a outras esferas, imortalidade, mudança de nível. Terapeuta, na antigüidade grega, designava aquele que, escolhendo a via do guerreiro, colocava suas forças físicas, emocionais e espirituais a serviço de um guerreiro: Pátroclo era o terapeuta de Aquiles.* A história seguinte, que Homero conta, é significativa pelo fato de que o terapeuta é o duplo daquele a quem serve, que é de quem no fundo ele retira suas forças; ele também deve permanecer em estreita comunicação com o senhor, se pretende guardar a ambos e manter-se eficiente. Pátroclo vitoriosamente faz recuar os troianos com as armas de Aquiles, mas, infringindo suas ordens, ele os persegue dentro dos muros de Tróia; então é surpreendido e imobilizado por Apolo.

A palavra designava também aquele que rendia um culto aos deuses e que, ligado às forças do céu, podia transmiti-las: os essênios, que depois de haver rendido graças à divindade, impunham suas mãos, eram denominados terapeutas. Os curadores filipinos hoje parecem ser o mais puro modelo. Também era chamado terapeuta aquele que, nas festas, colocava-se a serviço dos outros e animava os jogos. Enfim, era aquele que prodigalizava cuidados em nome da medicina ou em seu nome. Hoje refere-se mais facilmente a um auxiliar da medicina do que ao próprio médico, e conota uma certa marginalização em relação aos cuidados oficiais, um espaço de liberdade, de mistério e de esperança. Gerda Boyesen vê o terapeuta como uma pessoa purificada e bem-sucedida ao ponto em que toda vontade de poder, toda necessidade de exercer um poder ou de ser reconhecida, desapareceram, uma pessoa que só atua em relação a seu paciente com fraternidade de alma e sensibilidade. No espaço da sessão ou no espaço do grupo, ele está lá, inteiramente lá, empaticamente lá, espelho e doador de energia, coador para a consciência em sua aventura interior.

Ebbah Boyesen, para dar conta do sentimento de intensa felicidade freqüentemente experimentado pelos pacientes na terapia biodinâmica, propõe falar de bio-lógica da felicidade. *Bio* deve ser compreendido como sendo a bionergia, a energia libidinal ou energia do amor; *lógica* no sentido de discurso ou percurso explicativo. Se é verdadeiro que todo feito humano, em particular o psicológico, restaura muitas

---

* Exatamente *théraponte*, mas o uso desta palavra não está estabelecido.

lógicas, a felicidade, virtude original e essência da alma, consciência (a Psiquê) segundo a tradição védica e também a platônica, ou vertente ensolarada e verdejante desta segunda experiência comum, o bem-estar, alegria ou felicidade, poderia realçar-se entre outras lógicas desta bio-lógica que emprega a terapia da Psicologia Biodinâmica ou Biopsicologia.

Em todo caso, seus objetivos são de restabelecer a plena circulação libidinal e a espontaneidade primal num ser maltratado por sua personalidade secundária, de devolver a liberdade e a criatividade a uma consciência prisioneira do medo e dos recalcamentos, de permitir-lhe sua expansão em direção ao infinito através e além das imagens arquetípicas. E talvez ela fará escutar e entrever que entre a Psiquê e o Soma está "Cela, o brâmane, por quem as orelhas escutam, os olhos vêem, a língua fala, o intelecto compreende, a vida funciona".

Que se prestem homenagens a Marise Choisy, a Ola Raknes, ao Doutor F. Navarro, ao Doutor Serge Borselli, a Gerda Boyesen e a seus filhos, Ebbah, Paul e Mona-Lisa, e a todos os terapeutas que por investimento de amor ajudaram seus pacientes a ir "do não-ser ao ser, da opacidade à transparência, da mortalidade à imortalidade".

Lucien Bailly-Maître

AGRADECIMENTOS

Em primeiro lugar, gostaria de agradecer a meus pais por me haverem deixado neurotizada sem querer. Sem eles, nenhuma de minhas descobertas teria surgido. Agradeço também a eles por todo Amor que me deram. Quero agradecer a meus filhos pela inspiração que me trouxeram quando eram pequenos — e agradeço sua cooperação quando adultos.

Agradeço a meus alunos psicoterapeutas por sua confiança, por sua ajuda e por sua contribuição pessoal.

Agradeço a todos aqueles que me acolheram e me proporcionaram apoio quando me instalei em Londres.

Agradeço ao falecido Doutor Ola Raknes por me haver introduzido no mundo da Psicoterapia corporal.

Agradeço a Aadel Bülow-Hansen por tudo o que ela me ensinou. Devo-lhe uma gratidão eterna.

Agradeço ao Doutor Lowen por tudo que me ensinou sem o saber (eu só o encontrei uma vez).

Agradeço ao Doutor Wilhelm Reich por seu trabalho pioneiro.

Agradeço a David Boadella pelo extraordinário suporte que me prestou. Ele publicou meus primeiros artigos em sua revista *Energy & Character*.

Agradeço ao Doutor Paul Gérôme por me ter trazido a idéia de fazer este livro e que me ofereceu as condições materiais para ditá-lo em inglês em fitas. Agradeço sua ajuda prática, seus conselhos esclarecidos e o enorme trabalho que teve com a tradução das fitas e para garantir sua editoração. Agradeço a Lucien Bailly-Maître por ter feito a revisão completa desta obra e pela adaptação francesa que fez sem contar seu tempo.

PRÓLOGO

Antes da fotografia de Kirlian e as descobertas científicas russas sobre a Energia Bioplasmática, eu não teria ousado apresentar este livro ao público ou utilizar o conceito de "Energia".

A "Energia Vital" hoje é um conceito científico e é o tema central deste livro.

I

AS ORIGENS DA PSICOLOGIA BIODINÂMICA

1. *Wilhelm Reich e Ola Raknes*

Reich chegou à Noruega em 1934, antes da guerra. Ele havia deixado a Alemanha, fugindo dos nazistas. Teria gostado de instalar-se na Dinamarca, mas necessitou de um papel de Freud que o habilitasse como membro da Associação Internacional de Psicanálise — uma exigência de justificativas do Ministério da Saúde. Para Reich foi uma grande decepção que Freud lhe houvesse negado esta recomendação e foi a partir deste fato que ele desenvolveu sua pleurisia. Reich então mudou-se para a Noruega. O Doutor Evans, Diretor de Saúde em Oslo, estava muito interessado por seus trabalhos. Em torno de Reich reuniu-se um grupinho de pessoas, um verdadeiro pequeno movimento onde os artistas ocupavam lugar de importância. Sigurd Hoel, um dos mais célebres poetas e escritores noruegueses era um deles, muito interessado pela obra de Reich. Sua mulher era Nic Waal. Ola Raknes era um filólogo de distinção, casado com Aslaug Vaa, excelente poetisa. Alguns anos depois ela obteve uma pensão vitalícia do Estado por sua poesia. Ola Raknes entrou neste círculo de artistas porque era amigo de Nic Waal. Eu ainda era muito jovem para fazer parte do grupo.

O pequeno clã reichiano era muito unido e Reich fazia aí muitas comunicações sobre suas teorias. Foi nesta época que ele descobriu o orgônio, a energia cósmica. Organizou um grande laboratório de pesquisas no subsolo da casa que alugava na rua Drammen, em Oslo. Muitos animais eram utilizados para as experiências biológicas; ele também trabalhava sobre os movimentos da matéria que denominava "os bions". Tudo isto terminou brutalmente com a expulsão de Reich — uma campanha da imprensa desencadeou-se contra o escândalo do "Rei do Orgasmo". Reich pretendia medir a energia sexual nos hospitais psiquiátricos, entre o homem e a mulher, durante o coito. A imprensa levou o "caso" ao Parlamento e Reich foi expulso da Noruega em 1939. Mas isto salvou-lhe a vida, pois logo a Noruega foi invadida pelos nazistas. Ele emigrou para os EUA, ganhando assim preciosos anos para dar prosseguimento à sua obra.

Reich formou alguns cáractero-analistas. Três verdadeiros reichianos emergiram; os outros desapareceram depois da campanha da imprensa. Eram três eminentes personalidades: Ola Raknes, Nic Waal e o Doutor Havrevoll. Eles realmente deram continuidade ao trabalho de Reich. Havia poucos psicanalistas em toda a Noruega e todos moravam em Oslo. O Professor Schelderup praticava o que chamava de análise global. Ola Raknes, Nic Waal e o Doutor Havrevoll praticavam a análise caracterial e a vegetoterapia. Lembro que Nic Waal dizia sempre: "...quando eu era psiquiatra..." Ela queria dizer com isto que não deixara de ser psiquiatra quando se tornara vegetoterapeuta. Estes três vegetoterapeutas continuaram a trabalhar muito corajosamente à maneira reichiana, depois da partida de Reich. Ola Raknes, por exemplo, era o tipo de homem habituado a suportar as tempestades. Foram-lhe necessários muitos anos antes que a qualidade de seu trabalho fosse reconhecida. Os estudantes foram os primeiros a se interessar por esta outra forma de terapia. Ola Raknes ensinava na Universidade e tinha uma clientela particular. Ele trabalhava muito. Aos oitenta e cinco anos, pouco antes de morrer, disse-me: "Agora estou envelhecendo, não posso trabalhar mais que oito horas por dia!" Adorava seu trabalho e seus pacientes; era um homem muito caloroso e muito forte. Nasceu na parte sombria da Noruega, ou seja, na região mais puritana, próximo a Bergen. Formara-se como psicanalista no Instituto de Berlim. Estudou também com Karen Horney. Ele havia tido algumas sessões de tratamento psicanalítico antes da chegada de Reich a Oslo; mas, dizia ele, foi quando empreendeu sua formação-tratamento com Reich que tudo realmente começara. Surpreendera-se ao ver o quanto esta terapia era profunda e penetrante. Atingiu níveis a que a Psicanálise jamais atingira. Sua enorme consideração por Reich não podia ser abalada por nada que pudesse ser dito ao escrito a este respeito. Muitos reichianos haviam abandonado Reich durante a campanha da imprensa, mas Ola Raknes jamais duvidou de sua integridade ou de seu gênio. Ola muitas vezes falava de Reich como pessoa calorosa. Possuía uma bela foto de Reich no meio de crianças — estava pendurada na parede de seu consultório. Nesta foto eu podia ver a que ponto Reich era realmente um ser vivo, cheio de orgônio. Ola gostava muito de contar esta história: os pesquisadores reichianos haviam medido o orgônio nos glóbulos vermelhos do sangue; normalmente o processo de contração máxima acontecia após certo lapso de tempo. Mas para o sangue de Reich e para o seu próprio sangue, acontecia com o dobro da contagem de tempo, graças a uma carga mais alta de orgônio.

Depois da partida de Reich para os Estados Unidos, Ola visitava-o todos os anos e estudava com ele. Contava que Reich certa vez lhe havia dito:

— Se eu devesse fazer outra vez uma terapia, para dissolver meu complexo paternal para com Freud, seria com você! Para Nic Waal, foi um pouco diferente. Ela fundou o Instituto Nic Waal, que formava vegetoterapeutas e proporcionava a vegetoterapia para crianças e seus pais. Muitos psicoterapeutas empreenderam a formação em vegetoterapia com Nic Waal.

O ambiente na época era notável. Reich era um homem transbordante de criatividade, de tal maneira que todos os que o rodeavam não podiam senão seguir seus passos ou opor-se a ele, conforme seu próprio "caráter" individual. Assim, quando Reich fazia suas conferências sobre o orgasmo e desenhava suas curvas sobre o quadro-negro, precisando os minutos que um coito devia durar, levantava uma certa animosidade porque muito poucos entravam no número das pessoas capazes de assimilar este esquema. Por outro lado, mesmo os sábios que assistiram às conferências de Reich sobre os Bions e que puderam constatar a exatidão dos fatos invocados, recusaram testemunhar e negaram todo valor a estas experiências.

Estes poucos fatos foram aqui inseridos para mostrar o clima da época e a situação dos reichianos na Noruega.

2. *Meu encontro com Ola Raknes*

Em 1947 eu era uma jovem casada, mãe de duas filhinhas. Descobrira um livro de Harold Schelderup chamado *A Neurose e o Caráter Neurótico*, onde ele mencionava a existência da Psicanálise e da vegetoterapia. Sua descrição da neurose me fez compreender que eu estava neurotizada. Fui então à cidade e encontrei o endereço do Professor Schelderup no catálogo telefônico. Fui a seu consultório, subi as escadas e apertei a campainha — ele próprio abriu a porta. Eu disse que havia lido seu livro e que queria entrar em Psicanálise com ele. Enorme foi minha surpresa quando, em vez de me receber de braços abertos, ele simplesmente me disse que não tinha tempo. Aconselhou-me a ir a Ola Raknes ou ao Doutor Havrevoll. Creio que Nic Waal estava nos Estados Unidos então. Ela havia desenvolvido o teste muscular que leva seu nome e que permitia que se fizesse em uma hora um diagnóstico que costumava demorar três meses, para certas pesquisas. Estava em turnê de demonstração pelos hospitais americanos.

Portanto, eu desejava um tratamento psicanalítico porque não sabia exatamente o que poderia ser a vegetoterapia. Esqueci o nome de Ola Raknes e pedi uma consulta ao Doutor Havrevoll; ele me recebeu. Disse-lhe que desejava me beneficiar com o tratamento psicanalítico, que estava neurotizada. Contei-lhe também que jogava tênis e aí ele me pediu que lhe mostrasse como eu dava um saque, uma tomada com a esquerda, um serviço etc. Fiz esta demonstração no consultório — eu era apaixonada pelo tênis — até que, depois de dez minutos, dei-me conta do ridículo de estar brincando de jogar tênis ali: por que ele me pedia isto? Não era para isto que eu tinha ido lá! Mas ele me disse que continuasse. Depois, repentinamente, ele me disse que eu era teimosa. Achei que ele estava abusando demais. Respondi-lhe que isto não era verdade, que eu não era teimosa, que eu sempre era obediente e amável, e que todos os meus amigos sempre me diziam isto. Ele disse: "Isto não tem a menor importância, você é teimosa!" Exclamei: "Não sou teimosa!" Disse-me que ele podia ver até que ponto eu era teimosa olhando meu maxilar enquanto eu jogava tênis. Mas eu mantive que não era teimosa: eu tinha muito orgulho de não ser teimosa! Em meu caminho de volta, a frase repetia-se incansavelmente em minha cabeça: "Eu não sou teimosa! Ele está enganado! Eu não sou teimosa!" Ao chegar em casa, não havia ninguém — felizmente. Antes que pudesse me dar conta do que me acontecia, senti os maxilares serrando-se um contra o outro, comecei a berrar, deitada de barriga no sofá. Eu estava com seis anos: fizera algo que desagradava a meu pai, que me havia dado uma palmada. Eu gritava e ele me dizia para não chorar, para ser uma menina boazinha. Então, ele me disse: "Não vou parar de bater enquanto você não parar de gritar!" Meus gritos eram muito fortes e eu não tinha nenhuma vontade de ser uma menina boazinha; no entanto, consegui pronunciar entre as lágrimas: "Eu vou ser boazinha! Eu vou ser boazinha! Eu vou parar de chorar! Eu nunca mais vou chorar se você gosta de mim!" Apesar da intensidade do sofrimento provocado pelo esforço de deter o choro, consegui retê-lo respirando aos suspiros. Prometi que seria sempre uma menina boazinha e obediente se ele quisesse gostar muito de mim.

Esta aventura foi extraordinária: as lembranças, os gritos, vinham de lugar nenhum. E me era particularmente estupefaciente, pois desde a infância eu não havia mais chorado. Dois dias mais tarde, eu estava sentada no salão e lia um livro. Compreendi então que da mesma forma, eu nunca tinha sido capaz de rir de verdade. Achava estranho as pessoas que riam ao escutar alguma coisa engraçada. Eu só conseguia sorrir ou deixar escapar uma pequena explosão, um pequeno ruído na garganta. O livro contava a história de um cão que havia subido a uma árvore, quando de súbito, escutei uma gargalhada: era eu que ria! Uma única sessão havia provocado tudo isto!

No entanto, o Doutor Havrevoll não podia me tomar como paciente: ele tinha uma lista de espera de dois anos.

Percebi que meu diafragma havia desbloqueado e que os choros e as risadas tinham podido aparecer. E era só a leitura de um livro e uma entrevista com um analista caracterial! Na verdade, esta foi a única vez que vi este doutor. A partir daquele dia eu soube e me tornei completamente apaixonada por suas idéias: eu queria muito que meus filhos pudessem chorar sem repressão. Toda minha atenção foi para meus filhos: como fazer para que eles não se tornassem neurotizados? Eu queria estudar Psicologia. Marquei uma entrevista com o assistente de Psicologia infantil da Universidade de Oslo que me disse: "Comece já: leia!" (os estudos de psicologia estavam em fase de organização). Eu li e li, mas isto não me trazia nada.

Era o outono de 1947. Ouvi falar de uma conferência que haveria na cidade. O conferencista era um psiquiatra que se interessava pelas terapias orientadas para o corpo: Trygve Braatoy. Este foi o segundo alicerce do edifício teórico da Psicologia biodinâmica. O primeiro foi Reich, compreenda-se. Em sua conferência, o Doutor Trygve Braatoy declarou que, para tornar-se vegetoterapeuta, era necessário ser médico ou fisioterapeuta. Suas palavras repercutiram em mim durante anos, e me tornei fisioterapeuta. O Doutor Braatoy era um psiquiatra genial, que morreu muito cedo. Ele não falava de Wilhelm Reich; falava do trabalho psicoterapêutico sobre o corpo. Era tão apaixonante que me deu vontade de me tornar uma terapeuta!

Neste outono de 1947, comecei meus estudos de Psicologia na Universidade de Oslo. Ao final da primeira semana do curso, fomos informados de que os estudantes de Medicina convidavam os estudantes de Psicologia para uma conferência de Ola Raknes sobre "O caráter alemão". Antes de contar o que aconteceu na conferência, devo falar sobre como se desenrolava minha vida cotidiana. Meu marido tinha concepções arcaicas sobre a educação das crianças e era difícil para mim protegê-las o tempo todo para que pudessem expressar suas emoções. Minhas filhinhas tinham então dois anos e meio e um ano e meio. Mencionarei uma história: Mona Lisa, a de um ano e meio, começou a gritar, estendida sobre o tapete, batendo os pés, vermelha de raiva. Meu marido estava furioso e me disse que a pusesse na cama sem dar-lhe o jantar. Eu a tomei nos braços e levei-a para cima. Ela tremia e repetia: "Por favor! Por favor! Não me bate!" Eu olhei para ela e me senti comovida por sentir este pequeno ser submerso por emoções. Eu a protegera. Compreendi também que ela não era feliz, que tinha raiva porque eu não tinha tempo bastante para ela e que ela não podia mostrar e dar-me todo seu amor. Descobri assim, em muitas ocasiões, minha compaixão pelas crianças, incompreendidas e submersas por seus sentimentos. Com estas experiências cotidianas, eu me senti completamente a serviço desta causa: proteger a vida emocional, que estava tão diminuída.

Fui à conferência de Ola Raknes. Este homem imenso falava uma linguagem "camponesa". Era necessário uma certa coragem: ter seguido estudos superiores, estar estabelecido como psicanalista, ser um eminente filólogo... e falar como um "camponês". Durante sua análise sobre o caráter alemão, surpreendi-me ao constatar que suas observações se aplicavam perfeitamente a minha família. O caráter autoritário: era exatamente isto. Ao final da conferência de Ola Raknes, um estudante de direito levantou-se e disse que todas estas idéias de nada valiam, que a educação clássica era boa, que a nossa sociedade estava estabelecida sobre sólidas bases e que os séculos passados haviam provado até onde a educação autoritária era um sistema válido. Ajuntou ainda que ninguém deveria fazer "experiências" com as crianças.

Fui tomada por uma irreprimível cólera, pois isto era exatamente o contrário do que se havia passado: todos os anos passados, experiências haviam sido feitas com as crianças para metamorfoseá-las em "adultos-miniatura". As idéias expostas por Raknes permitiam que as crianças crescessem sem que fossem quebradas. Antes que eu percebesse o que me acontecia, encontrei-me sobre o estrado para tomar a palavra. Para uma jovem mãe de família como eu, tomar a palavra em público era algo absolutamente desconhecido. O presidente da associação dos estudantes aplaudiu, dizendo: "Uma mulher! Extraordinário!" E ao me ver sobre o estrado, diante desta assembléia, eu não soube o que dizer. Fora minha compaixão que me havia conduzido até aqui, meu entusiasmo, minha indignação contra este estudante de direito que não compreendia nada de nada. E eu, sem saber o que dizer! Mas, durante a tarde que acabava de passar, havíamos colocado plantas na sala de jantar — esta foi a única imagem que me veio ao espírito. Assim, olhei para todos os estudantes e declarei: "Vocês qualificam os novos métodos de Ola Raknes como 'experiências', mas é exatamente o contrário: vocês destruíram as crianças no decorrer de todos estes séculos de que falam, vocês as dobraram em vez de ajudá-las a se desenvolverem como indivíduos livres. É por isto que existe tanta patologia social. É como se vocês tivessem uma planta e colocassem uma pedra onde ela devesse se desenvolver: ela vai crescer encurvada, de través." Então aconteceu um trovejar de aplausos. Ola Raknes veio responder e declarou estar muito impressionado com minha resposta e por tudo que eu manifestara como profunda compreensão. Agradeceu-me publicamente. E veio discutir comigo depois da conferência. Confiei-lhe que desejava me tornar uma vegetoterapeuta. Disse: "Você poderá vir quando quiser, será bem-vinda. Tenho uma lista de espera de dois anos, mas você poderá vir." Assim o caminho se abriu para mim. Ao saber meu nome, ele me disse: "Sou amigo de seu avô, somos vizinhos."

Alguns dias depois, comecei minha formação, pois desejava me tornar vegetoterapeuta — mesmo se no fundo eu não soubesse exatamente em que consistia isto. Mas eu havia tido a fantástica experiência que narrei há pouco. Tudo se tornava simples, pois a formação era a terapia! — a melhor formação é uma terapia. Era uma formação terapêutica. Tive meus primeiros encontros com Ola Raknes. Ele vivia próximo ao porto, num local muito bonito. Para entrar em seu gabinete, era necessário atravessar o banheiro. Mais tarde, compreendi por que: era por causa do barulho — a prática da vegetoterapia sempre envolve problemas de barulho. O gabinete era uma peça muito pequena, mas com um grande divã. Esta peça era tão pequena, e ele era tão grande: tudo contribuía para criar um ambiente íntimo. Eu era uma jovem casada e tinha casado virgem; eu simplesmente havia passado da proteção de meu pai para a de meu marido. Surgiu em mim o sentimento de ser uma menina sozinha com um homem numa peça pequena. Eu não me sentia muito bem. Ele me disse que me esticasse. Isto não ajudou nada. Ajuntou que algumas pessoas tiravam as roupas. Isto foi pior. O tratamento começou então por palavras, com Ola Raknes me convidando a falar de mim mesma. Depois foi a respiração: imagine que você é uma medusa. E foi com estas simples diretivas que a dinâmica começou. Imagine que você é uma medusa... deixe vir a respiração e o movimento...

Duas coisas me impressionaram. A primeira era a personalidade de Ola Raknes: era um homem capaz de aceitar tudo e que dava a impressão de estar em segurança absoluta. Era dotado de uma capacidade de tudo compreender e de tudo gostar. Não trazia julgamentos, era muito tolerante e tinha uma paciência infinita, calorosa. Para mim, era a pessoa mais sadia que eu jamais havia encontrado. A segunda coisa espantosa era que eu devia respirar e deixar meu corpo agitar-se como uma medusa. Eu havia lido alguns livros sobre a Psicanálise, mas nunca tinha pensado que o tratamento pudesse ser alguma coisa como esta.

Eu deixava então meu corpo mexer-se com a respiração: minha cabeça vinha à frente, o peito se escavava com a expiração. Era um movimento de pulsação. Um processo dinâmico extremamente intenso começou. Eu estava realmente espantada de poder dizer e fazer tudo o que desejava. Esta era efetivamente uma das diretivas de Ola Raknes no tratamento: "Tente encontrar o que você quer dizer ou fazer e deixe tudo isto expressar-se. No entanto, se você quebrar a janela, você deverá pagá-la!" Esta última possibilidade era surpreendente: eu tinha até a possibilidade de quebrar sua janela, eu não seria rejeitada, eu simplesmente deveria repor uma substituta. Ola Raknes era um conjunto de compreensão, de amor, mas também de princípio da realidade. Por outro lado, era um homem de tamanha estatura que não poderia ser derrubado. Durante o tratamento, ele muitas vezes pousava sua mão sobre meu ventre — mais tarde eu soube que ele tinha as mãos de uma pessoa curadora, cheias de fluidos energéticos. Eu nunca havia tirado minhas roupas durante as sessões. Um dia ele me perguntou com um sorriso se ele poderia passar as mãos sob minhas roupas e pousá-las diretamente sobre a pele de meu ventre. Veio-me ao espírito que era meu sogro quem pagava minhas sessões e que era um adultério que ali se consumava! Eu achei que ele só tinha uma coisa na cabeça: seduzir-me. A transferência então aparecia. Mas aí ele me contou esta história: ele havia tocado com as mãos o corpo de uma paciente, mas nunca havia tocado em seu peito. E havia lamentado depois, porque ela havia deixado um câncer desenvolver-se no seio. Ele achava que se houvesse tocado o peito, a energia teria circulado e ela não teria sofrido a aparição deste câncer. Nesta época, eu não tinha consciência da importância capital destes fenômenos. Compreendi isto bem mais tarde. Este processo em mim tornou-se verdadeiramente dinâmico, sessão após sessão. Até então eu tivera um corpo muito rígido, sem nenhuma emoção. Mas eu achava que todos eram como eu; portanto, isto não me preocupava. Tudo o que me acontecia durante as sessões e depois, me surpreendia.

Um dia, surgiu um tal prazer em meus maxilares que eu me senti muito semelhante a um animal selvagem. Era, certamente, o seguimento da "análise" de minha teimosia. Quando do episódio do tênis do consultório de meu primeiro vegetoterapeuta, a reação veio depois, mas aqui, eu sentia tudo na própria sessão. Era um autêntico processo corporal. As tomadas de consciência vinham em seguida, nas pegadas do movimento corporal. Mais tarde, num livro de Raknes, li que era precisamente este o critério empregado por Reich para diferenciar sua abordagem da abordagem freudiana. Pelo método freudiano, são as lembranças que surgem em primeiro lugar, e depois vem a expressão corporal (nem sempre). Com o método reichiano, a expressão corporal está em primeiro, as lembranças e as tomadas de consciência só intervêm depois. Sessão após sessão, eu descobria tantas emoções que estava atônita: como podia haver tantas tensões e comoções num corpo?

Ao mesmo tempo em que comecei minha terapia com Raknes, eu também começara a trabalhar numa clínica psiquiátrica, como estudante estagiária de Psicologia. Os médicos psiquiatras, que sabiam que eu fazia esta formação em terapia reichiana com Raknes, estavam muito curiosos em saber do que se tratava exatamente. Eles ligavam a vegetoterapia à Psicanálise e me perguntavam em particular se isto não tornava mais difícil o relacionamento com meu marido. Eu respondia que não, mas que se eu vivesse com meus pais, as relações entre eles certamente estariam delicadas, pois a experiência que eu vivia em terapia era sobretudo a de liberação em mim de meus pais. Eu me liberava de meus conflitos com eles. Estava muito contente por não viver mais com eles. Quanto ao relacionamento com meu marido, tudo havia sido protegido pelas recomendações que Ola Raknes me fizera no início de minha terapia: "Não fale nunca. a ninguém sobre o que se passa aqui sobre seu tratamento." Minha primeira reação a esta frase havia sido: "Ora, aqui acontecerá algo de que não haverá necessidade de falar a respeito!" Mas ele acrescentou (o que resolveu a questão que surgia em mim): "Mais tarde, você poderá falar a quem quiser, tudo o que quiser sobre a sua terapia, mas isto só criará dificuldades a você se começar a falar agora sobre o que se passa aqui. Evite até as discussões teóricas, porque você não sabe o suficiente para não errar." Este foi um conselho realmente muito bom. A segunda diretiva importante era a mesma que dão os psicanalistas: não tomar decisões importantes que implicassem mudanças no casamento, no trabalho ou na vida em geral.

Portanto, minha vida se partilhava entre minhas filhas, meu marido, minha formação terapêutica com Ola Raknes, meus estudos universitários em Psicologia e meus estágios na clínica. Contudo, aquilo que eu aprendia em minha terapia era bem mais importante do que o que me ensinavam na universidade. Ola mudou completamente minha concepção sobre a vida, a sociedade, a educação das crianças, do homem e das relações interpessoais. Estava tudo de pernas para o ar. Ali aprendi principalmente o respeito pelo ser vivo, pelo humano. Descobri pouco a pouco tudo o que a sociedade infligia a seus membros. Ola Raknes nunca falava sobre isto tudo. As tomadas de consciência vinham de meu próprio interior, a partir da compreensão do que me havia sido feito e do que se fazia às crianças. Eu via cada vez mais claramente como isto teria podido ser e como se tornara. Eu percebia como o coração era simples e belo, e a perspectiva de uma sociedade onde os pais, os filhos, os chefes, os subordinados e todos os indivíduos teriam esta profunda compreensão e tolerância entre si. A própria política, vista das profundezas do corpo vivo, emocional, me parecia poder ser assim, e não a realidade da rigidez mecânica da educação e das relações humanas.

Permaneci em formação com Ola até 1951, quando também obtive meu diploma de Psicologia. Meu amor por minhas filhas tinha sido uma forte motivação para empreender estes estudos de Psicologia. Mas conforme avançavam os anos e os cursos se tornavam mais teóricos, este saber não tinha alguma aplicação prática possível. Ter as crianças e executar a experiência cotidiana dos problemas práticos que se colocam sem cessar, mostrava-me que era impossível seguir o que estava nos livros! Por outro lado, era-me ainda mais difícil aplicar o que eu descobria com Ola dentro de minha família. Realmente, minha família e meu marido erigiam muitas barreiras. O choque entre o modo de educação autoritária e a via de auto-regulação estava manifesto em minha família. Assim, minha sogra ordenava a que horas se deveria alimentar o bebê e dava todos os rígidos conselhos em vigor na época. Sobre a auto-regulação, é necessário compreender o que ela recobre. Tive experiências reveladoras em minha vida diária. Por exemplo, eu não percebia a diferença que existia entre o relaxamento abandonado * e a auto-regulação disciplinada. Eu estava neurotizada, e assim não podia significar minhas próprias questões nem me afirmar: minha atitude em relação a minhas filhas tornou-se aquela do relaxamento abandonado. Um dia recebi uma lição muito importante: nós estávamos no salão e as crianças estavam lá, completamente selvagens, saltando sobre as cadeiras e virando-as. Eu sentia a raiva subindo, mas ao mesmo tempo pensei: "Eu devo deixar que elas façam o que querem, não posso deixá-las neurotizadas!" Eu não sabia exatamente o que dar a elas, só tinha uma idéia em mente: eu não queria criar neuroses. Minha maneira de ver era simples: se as crianças não podem chorar e exprimir-se em toda liberdade, elas se tornam neurotizadas. Deixei-as então inteiramente livres, mas meu próprio processo emocional continuava e eu continha minha raiva. Eu tinha a oportunidade de ter uma empregada; portanto, tinha tempo para me ocupar com meu processo terapêutico. Estava muito feliz com minhas filhas e elas estavam muito felizes comigo, mas me pergunto como teria chegado até aí se eu tivesse tido que encarar as diferentes solicitações de momento. Naquele dia, no salão, o copo transbordou diante da inaudita desordem que reinava, apanhei minha filha pela orelha e a levantei do chão. Ela gritou de dor. Senti-me então como uma mãe que houvesse falido em seu projeto de educação, o que me deixou ainda mais furiosa. Sacudi minha filha em todos os sentidos: ninguém me reconheceria. Eu estava tão infeliz que caí de joelhos ao chão e pedia perdão a ela chorando. Neste momento, entrou minha mãe e perguntou: "Mas o que está acontecendo? Todo mundo está chorando e tão infeliz! Ebbah, me ajude a arrumar as almofadas, Mona, ajude a colocar estas cadeiras em ordem; Gerda, ponha as cortinas no lugar!" E de repente eu vi que este drama que eu havia criado com minha impotência e meu abandono se transformava numa atividade coordenada onde cada um cooperava de boa vontade. Este episódio me ensinou mais que a terapia e meus livros de Psicologia, que diziam que era conveniente deixar as crianças inteiramente livres!

---

* No original, *laisser-faire* (Nota da Editora).

Mais tarde, e à medida que eu me tornava cada vez menos neurotizada, tudo se tornava mais fácil. O que me acontecia nesta época estava perfeitamente ilustrado por um desenho que apareceu num jornal de Psicologia: via-se uma jovem mãe com um bebê num braço e um livro de Psicologia na outra mão, e a legenda dizia — "bater nas nádegas ou não bater?" Eu não queria bater nelas... mas minha família... Que fazer? Eu não achava nunca a solução... O problema desaparecia, era tudo. Não existia senão o fato de minha neurose. Depois de ter o diploma de Psicologia, fiquei em casa durante seis meses, com as crianças. Depois li num livro de Margaret Mead sobre os trobriandeses, que as mães, nesta cultura, quando se ausentavam por algum tempo, permaneciam depois com as crianças, restituindo-lhes o tempo que lhes haviam subtraído.

A seguir, comecei a trabalhar num hospital psiquiátrico onde pude ver casos graves de doenças mentais: esquizofrenia, paranóia, hebefrenia, epilepsia... Isto foi importante para mim, pois no hospital onde havia estagiado eram principalmente casos de neurotizados. Eu era então uma psicóloga clínica. Nesta época, Nic Waal havia fundado seu instituto: eu desejava trabalhar em sua clínica, mas era muito difícil encontrá-la. Finalmente consegui marcar um encontro com ela. Ela vivia com um médico muito jovem. Recebeu-me em sua casa e ambos foram muito gentis. Nic Waal aconselhou-me a fazer estudos de Fisioterapia, que era o melhor meio de se conhecer profundamente o corpo. É claro, eu já tinha tido toda minha formação com Raknes, mas seria útil que soubesse realmente o que eu tinha em mãos quando tocava um corpo. Ela deu-me o mesmo conselho que eu já havia recebido do Doutor Braatoy em sua conferência. Eu realmente queria me tornar vegetoterapeuta. Nic Waal me propôs trabalhar com os pais das crianças que faziam tratamento em sua clínica. Mas eu deveria esperar seis meses antes de começar, por questões internas do Instituto.

As coisas não se desenrolaram assim: nunca trabalhei com Nic Waal. No final das contas, candidatei-me à Escola de Fisioterapia. Mais de sessenta solicitações e apenas quarenta vagas! Fui admitida. Era a única escola de fisioterapia da Noruega. Todos estavam espantados: era uma regressão para uma psicóloga! E era uma regressão porque eu vinha de uma família rica. Uma certa hostilidade foi manifestada por um rumor segundo o qual eu não deveria tomar o lugar de alguém que precisava trabalhar. Por outro lado, eu era tão apaixonada por meu trabalho e minha pesquisa que isto não deixava de criar problemas com minha família burguesa. Muitas vezes me sentia estrangulada por sua estreiteza de visão. Mas eu queria mesmo trabalhar pela liberação da personalidade e para que as crianças fossem livres. Eu permanecia na escola das oito da manhã às três da tarde. À noite, tínhamos o curso de Anatomia na Universidade. Eu realmente não tinha problemas em casa com as crianças, pois sabia que não era a quantidade mas a qualidade do tempo passado com elas que importava. Eu estava tão satisfeita de poder estudar e progredir em minha aproximação com o corpo que seria capaz de lhes dar bem mais! Cada dia de estudo era um dom inesperado: eu era dez anos mais velha que os outros alunos. Na Escola de Fisioterapia, Ana, uma das alunas, havia machucado as costas na ginástica, e o tratamento fisioterapêutico em nada resultara. Ela havia ido ao Instituto Bülow-Hansen — e sentiu-se melhor muito rapidamente. Quando lhe perguntei que gênero de tratamento lhe haviam aplicado lá, ela respondeu: "Não! não posso dizer nada a você!" Isto me deixou ainda mais curiosa. E ela acrescentou: "Tudo que eu pudesse contar a você só poderia criar dificuldades para seus exames e para sua vida diária na escola." Eu estava terrivelmente curiosa sobre este tratamento.

3. O Instituto Bülow-Hansen

Depois de ter passado com sucesso nos exames, recebi o diploma de fisioterapeuta e, antes de ir a Nic Waal, eu me disse: "Talvez eu devesse ir ao Instituto Bülow-Hansen e fazer cursos por dois ou três meses para conhecer as estranhas técnicas." Esqueci um pouco este projeto quando encontrei uma amiga que me convidou para uma reunião na escola de Fisioterapia. Eu não costumava ir a estas reuniões, mas nesta noite, fui. Encontrei-me sentada perto de Ana, que me disse: "Gerda, vou me casar, por que você não fica em meu lugar no Instituto Bülow-Hansen, onde eu já trabalho há algum tempo?" Respondi um sim. Para mim, o que se fazia no Instituto Bülow-Hansen era muito misterioso, mas os resultados eram excelentes. Aadel Bülow-Hansen tinha uma grande reputação e uma longa lista de espera. Fui convidada a passar diante de uma espécie de júri composto pela equipe de Aadel Bülow-Hansen e da própria Ana. Ela era muito exigente. Achei que meu diploma de Psicologia e minha formação com Raknes seriam pontos a meu favor, mas aconteceu exatamente o contrário. Contudo, Aadel Bülow-Hansen aceitou-me, favoravelmente, impressionada pelo que lhe contei sobre a maneira como havia educado minhas filhas. Foi um mundo novo que se abriu a minha frente: o corpo a explorar. Nada de comparável à Fisioterapia. E ainda, para aprender as técnicas muito especiais de Aadel Bülow-Hansen, tive que me esquecer de tudo o que havia aprendido antes. Ela me ordenou que esquecesse a Psicologia e a Vegetoterapia. Ela era muito firme sobre a maneira como um terapeuta do Bülow-Hansen deveria comportar-se. Além disto, é preciso não esquecer que Reich havia sido expulso da Noruega após uma campanha de imprensa gritante, que Raknes era seu discípulo e que Aadel Bülow-Ransen era uma mulher muito "profissional", celibatária.

Aadel Bülow-Hansen era uma fisioterapeuta, seu pai era um renomado doutor: seu nome denotava a nobreza. Ela havia sido chefe da fisioterapia no Hospital, no serviço dirigido pelo Doutor Trygve Braatoy, psiquiatra muito aberto. Uma vez, Aadel Bülow-Hansen veio ver o Doutor Braatoy dizendo: "Não sei o que fazer: há uma paciente que não quer fazer exercícios! (Na época a Fisioterapia era baseada em exercícios corporais e não em massagens.) A paciente diz que fez exercícios durante dezessete anos e que isto não deu resultado algum. Ela se recusa a fazê-los novamente. O que faço, Doutor?" Ele respondeu: "O que a senhora quiser, madame!" Aadel Bülow--Hansen voltou a sua sala de tratamento. Não sabia o que fazer com a paciente: fez com que se estendesse de costas e começou a massageá-la. Naquela época, só existiam massagens que fragmentavam o corpo. Se o paciente sofria do antebraço, era só este que era massageado; não existia a massagem do corpo inteiro. Como Aadel Bülow-Hansen era uma pessoa maravilhosamente sensível e não apenas "mecânica", sua massagem dissolvia a couraça muscular. Aadel Bülow-Hansen ainda não sabia nada sobre as teorias de Reich, sobre a couraça muscular e isto não lhe interessava de maneira alguma. De alguma forma, sua massagem se desenvolveu paralelamente às idéias reichianas, mas ela não deve nada a Wilhelm Reich. Sua massagem era inteiramente "nova". Ela voltou a Braatoy e confiou-lhe: "A paciente começa a tremer e a sentir dormências em volta dos lábios. O que é que o senhor pensa?" Ele respondeu: "Transmita confiança a sua paciente, é ela quem sofre." Ela continuou e liberou a angústia, as emoções, as lembranças: para ela, isto era totalmente inesperado.

Certa vez ela me confidenciou que jamais teria chegado onde chegou sem o caloroso apoio do Doutor Braatoy. No decorrer dos anos eles cooperaram entre si de maneira maravilhosa e ela desenvolveu uma forma de terapia muito especial e muito eficaz. Ela também tratara alguns médicos que depois a enganaram com eficácia. Quando cheguei ao Instituto Bülow-Hansen, ela possuía uma equipe a seu redor e muitos alunos. A primeira coisa que Aadel Bülow-Hansen fez foi me aplicar sua massagem. Convém dizer que quando encerrei minha pesquisa com Ola Raknes, minha terapia não havia terminado por isto. Ele simplesmente não podia fazer mais, nem ir mais longe com os métodos de que dispunha. Uma vez me dissera: "Ou você arranja um amante, ou pára com sua terapia." Portanto, quando comecei a ser massageada por Aadel Bülow-Hansen, isto foi para mim uma nova terapia, uma espécie de continuidade. Ela mostrou os "reflexos de sobressalto" de meu corpo. Este conceito de "reflexos de sobressalto" é essencial para se compreender a essência do método. Por exemplo, quando eu me deitava de costas, meus joelhos ficavam um pouco dobrados, meu dorso não tocava o colchão de maneira distendida, meus ombros permaneciam levantados e meus braços não estavam completamente esticados. Enfim, eu tinha necessidade de um travesseiro sob a cabeça pois os músculos do pescoço estavam crispados. Fiquei realmente surpresa ao entender que quando ela trabalhava sobre minhas costas, os joelhos se dobravam mais; e quando os joelhos se desdobravam, as costas se contraíam novamente. Era como uma rã saltadora!

Ao fim de duas sessões ela conseguiu fazer com que minhas costas e meus joelhos ficassem esticados em linha reta em repouso. Eu estava atônita: foi a primeira vez que me deparei com o conceito de mudança de postura. Este conceito se tornou muito importante para mim pois não tinha sido questão durante minha formação com Raknes. Por outro lado, apareceram novas energias em meu corpo. Eu nunca as havia sentido antes, mesmo durante minhas sessões com Raknes. Um dia senti uma violenta dor nas costas, depois tudo estremecia e senti correntes de energia subindo, com muita intensidade. Era uma fantástica experiência para mim. Eu tinha uma sessão de massagem uma vez por semana, mas tinha por que ficar maravilhada a semana inteira!

Era uma maneira toda nova de me ver, mesmo em termos reichianos. É realmente interessante observar que Raknes chegara ao corpo através da Psicanálise, enquanto Aadel Bülow-Hansen chegara aí pela Fisioterapia: um ponto de partida completamente diferente. Ambos constituem polaridades primordiais. O psicanalista tem uma função social específica e se beneficia de honorários muito bons; o fisioterapeuta está abaixo na escala e recebe importâncias módicas. No entanto, embora as sessões em seu Instituto fossem muito baratas, Aadel Bülow-Hansen beneficiava-se de grande renome por seus sucessos terapêuticos.

Esta foi para mim como uma segunda fase de minha terapia, que havia sido interrompida enquanto duravam meus estudos na escola de Fisioterapia. Eu estava muito espantada com tudo o que surgia: especialmente com as novas emoções. A espontaneidade aparecia em mim: palavras saíam de minha boca antes mesmo que eu tivesse consciência delas. Até então, eu sempre fora uma pessoa muito silenciosa. Quando Aadel Bülow-Hansen massageava, ela sempre olhava o diafragma. Sua massagem cobria todo o corpo e seu objetivo era liberar o diafragma. Ela nunca falava da respiração, mas sua massagem liberava a respiração espontânea, inconsciente. Chegamos a um ponto em que meus quadris se puseram a tremer. Então ela me disse que não podia mais continuar comigo e que eu deveria entrar em terapia com o Doutor Houge. Acrescentou que eu teria dois tratamentos paralelos. Ela trabalharia sobre meu corpo e o Doutor Houge se ocuparia da Psicoterapia. Esta foi uma outra formação, muito completa. Realmente, para trabalhar no Instituto Bülow-Hansen era necessário primeiro receber três meses de tratamento individual com massagem, começando com duas vezes por semana, e depois uma vez por semana. Depois se estaria autorizado a pegar seis casos sob controle e, enfim, era-se massagista em tempo integral. Assim que tive meus seis pacientes, eles reagiram de maneira tão maravilhosa que este tipo de tratamento tornou-se realmente mágico para mim. Eu me apaixonei tanto pelo trabalho que esquecia completamente de Nic Waal. E quando eu ia ver Aadel Bülow-Hansen para lhe falar das reações de meus pacientes, ela sorria, dizia alguma coisa que confirmava minhas "descobertas" e dava explicações sobre o que deveria ser feito na sessão seguinte. Eu compreendi que este tratamento era realmente um trabalho de tempo integral, ainda bem mais ativo sobre o corpo do que o de Wilhelm Reich.

Além disto, eu ia todas as semanas à Psicoterapia com o Doutor Houge. Durante muitas sessões eu lhe falei de minha situação em família e de minhas relações com a família de meu marido. Um dia ele me disse: "Nós poderíamos continuar a falar assim sobre sua família até o fim de sua vida. Vamos antes prestar atenção em sua respiração." Eu me estiquei sobre o divã. Ele tocou de leve em minha testa, depois colocou suas mãos sob meu corpo, em minhas costas. Eu respirava livremente e, de repente, meu corpo começou a agitar-se como uma serpente. Nós dois estávamos muito espantados, pois ele próprio nunca tivera uma experiência assim neste tipo de tratamento. Disse-me que eu era para ele um caso "experimental". Meu corpo continuou a se agitar como uma serpente. Lembrei-me de ter lido no livro de Braatoy a descrição de alguma coisa análoga, que ele chamava de reflexo orgástico. Contudo, durante estes movimentos de meu corpo, eu não sentia vergonha nem prazer. Depois de muitos minutos destes movimentos, pedi a meu terapeuta: "Posso descansar um pouco agora?" Ele começou a rir. Foi nesta época que uma cooperação extraordinária começou entre o Doutor Houge e Aadel Bülow-Hansen. Aadel Bülow-Hansen, com a massagem, me conduzia até um ponto antes da ab-reação. Mas eu não estava autorizada a ab-reagir ou a deixar chegarem os movimentos de serpente. Ela sempre parava a massagem antes que as aflições fizessem sua aparição. Ela sabia sempre quando estacar, pois prestava atenção a minha respiração — assim que os tremores sobrevinham ela os deixava passar. Eu então estava madura para ir a meu psicoterapeuta. A massagem assim dissolvia a couraça e uma pressão dinâmica das pulsões se manifestava em mim. Isto que foi desencadeado pela massagem de Aadel Bülow-Hansen era tão forte que permaneci mais de três anos em psicoterapia. Descobri assim as camadas alternadas de agressão e de desejo sexual. O método de meu terapeuta era muito particular. Ele era psiquiatra, mas havia sido formado nas técnicas do corpo por Aadel Bülow-Hansen. Ele próprio tivera um tratamento por massagem.

O que mais me surpreendeu durante minha terapia foi o momento em que me lembrava que meus pais me haviam forçado a comer. Eu reencontrava sensações muito intensas: eles me apertavam o nariz e seguravam meu queixo para que eu engolisse. Revivi o sentimento de terror: "Eles querem me matar!" Ora, eu sabia que havia muitos traumatismos ligados à alimentação em minha infância: meu pai realmente queria que eu tivesse dentes muito bonitos. Desta forma eu só estava autorizada a comer pão preto, na época reputado como muito bom para a saúde dos dentes, e isto durante toda minha primeira infância, até que meu intestino se revoltasse e eu sofresse de cólicas agudas. Além disto, meu pai exigia que eu comesse o que me tivesse sido servido, e se eu não comesse numa refeição, ele me fazia o mesmo prato ser servido a cada refeição e nada mais, até que eu tivesse engolido toda aquela comida. Nesta época meu pai estava muito interessado na filosofia oriental. E muitas vezes me repetia esta frase de um monge tibetano: "Dê-me uma criança desde seu nascimento até os dois anos, e eu a terei formado para toda a sua vida." E, de alguma forma, era como se Raknes, Bülow-Hansen e o Doutor Houge fizessem o possível para anular esta declaração do monge, esta vontade de meu pai. Mas eles quase precisavam usar uma picareta, tal era a couraça que eu tinha. Esta terapia trouxe resultados maravilhosos e me preparou para compreender tudo o que se passava nos pacientes que eu massageava. E foi na prática diária da massagem que se desenvolveu a teoria biodinâmica. Aadel Bülow-Hansen queria que eu me ocupasse em escrever a teoria de seu tratamento, pois ela não gostava deste aspecto da coisa: ela preferia expressar e explorar. Logo eu reuni suas teorias sobre o reflexo do osbressalto e a mudança da postura e em seguida desenvolvi minhas próprias teorias.

4. *A massagem que funciona como Psicanálise*

A Vegetoterapia que eu seguira com Raknes não comportava de maneira alguma a massagem, tratava-se de Psicoterapia Analítica com exercícios corporais. Em suma, pouco trabalho corporal. Era próxima à Psicanálise, como espírito. O que surgia com esta formação com Aadel Bülow-Hansen era completamente novo. Antes eu jamais havia pensado o ser humano nestes termos. Além do mais, eu nunca havia lido Wilhelm Reich. Na verdade. Ola Raknes me dissera: "Você não deve lê-lo, mas apenas explorar, experimentar."

Que seja possível influenciar pela massagem o inconsciente e as emoções recalcadas me foi uma grande revelação. Que o organismo seja capaz de recalcar as emoções e conflitos por tensões musculares e por uma contração crônica do diafragma foi uma outra revelação, essencial. Compreendi também que o corpo operava seu processo de repressão de cima para baixo, da superfície para a profundidade do corpo, para a pélvis e para as pernas. Assim, quando eu massageava as pernas, muitas vezes desencadeava reações no rosto do paciente, e as emoções reapareciam na garganta.

O corpo encapsula as emoções, deixando os músculos tão rígidos que a contração subsiste de maneira crônica. A energia se torna estática, encapsulada pelos músculos que chamamos de "repressores". Assim, nenhuma energia física é necessária para manter o recalcamento corporal, o que é uma maneira fantástica de neutralizar os conflitos. A energia emocional é escondida nas profundezas. O processo de capsulação * de emoções e conflitos é análogo ao processo de capsulação na tuberculose (cálcio). Mas, da mesma forma que na tuberculose, onde esta capsulação pode dissolver-se por si e os bacilos tornarem-se ativos então, também a capsulação de conflitos e emoções pode cessar e as lembranças, os afetos e os movimentos reprimidos podem emergir das profundezas do corpo.

No processo de capsulação e de rigidificação, os músculos mudam de consistência: eles perdem sua elasticidade e tornam-se análogos ao cimento. Assim que a contração muscular relaxa e que cessa a capsulação da energia emocional, então o processo é análogo ao descrito por Freud: assim que diminui o recalque e que tombam as defesas, a neurose ou a psicose aparecem. Eu desenvolvi estas teorias, que são os fundamentos da Psicologia Biodinâmica, trabalhando diariamente como massagista no Instituto Bülow-Hansen. Nesta época eu não trabalhava nem como psicóloga, nem como psicoterapeuta. Eu não utilizava na massagem o que havia aprendido na Universidade ou com Raknes. Contudo, em meus pensamentos, eu fazia a síntese todo o tempo.

O que me surpreendia era que fosse possível curar pessoas realmente neuróticas sem Psicoterapia. Realmente, os médicos e os psiquiatras enviavam os pacientes neurotizados ao Instituto Bülow--Hansen e nós os devolvíamos para controle. E os psiquiatras estavam surpresos, mas em todo caso, satisfeitos com os resultados. Desta maneira os médicos podiam apreciar nossos métodos e interessavam-se ainda mais pelo tratamento Bülow-Hansen, de tal modo que a lista

---

* Empregamos o termo "capsulação" ou "encapsulação" para designar o processo de encouraçamento e de fechamento que mantém a energia estática como encapsulada (N.T.).

de espera encompridava sempre. O Instituto dava preferência às pessoas atingidas pela neurose crônica, apresentando inúmeros sintomas psicossomáticos, que ninguém conseguira aliviar antes. Pacientes que haviam estado um pouco em cada lugar e que tinham seguido toda espécie de tratamento durante quinze a vinte anos, sem resultado. Trabalhar no Instituto Bülow-Hansen era muito gratificante, no sentido de que nós curávamos pessoas que ninguém havia conseguido curar! Era uma policlínica. Os pacientes só vinham para o tratamento e alojavam-se por sua conta. A periodicidade era de uma sessão por semana. Aadel Bülow-Hansen havia previsto uma sessão por dia, mas a experiência nos mostrara que isto não dava resultado apreciável: pelo contrário, o processo dinâmico não começava, porque ele produzia interferências. Pareceu ser necessário um lapso de tempo para que uma dinâmica corporal se desenvolvesse. Esta dinâmica vinha das profundezas do soma. Eu estava muito entusiasmada nesta época. Realmente, eu compreendia esta passagem de Freud onde ele diz: "Há uma fronteira entre o soma e a psiquê que ninguém ainda explorou e caberá aos que continuarem minha obra realizar esta exploração." Eu pensava que nós trabalhávamos com o soma, provocando pelo tratamento um processo que transformava a psiquê. A massagem no Instituto Bülow-Hansen era realmente um trabalho pioneiro, penetrando regiões onde nenhum mapa ainda havia sido traçado. Eu compararia nossa pesquisa à de Stanley e Livingstone descobrindo as nascentes do Nilo. Estava tão apaixonada por meu trabalho que esqueci Nic Waal, Ola Raknes e Wilhelm Reich. O que eu descobri em minha terapia com Aadel Bülow-Hansen e o que se produzia com meus pacientes a cada dia trazia um fluxo de teorias que eu não sabia como ligar àquelas em vigor na época.

Eu praticava diariamente doze a quatorze massagens de uma hora. E cada noite eu me sentia tão cheia de energia que queria ir dançar! Eu não me fatigava de maneira alguma: meu trabalho era apaixonante. Eu voltava para casa, tomava banho e permanecia sentada toda vestida com sedas, perto de meu marido, que tinha o prazer de ter uma "boneca de porcelana" a seu lado. E ficava ali sentada, junto dele e amadurecia as teorias que se elaboravam em mim: questões, respostas, observações, hipóteses, verificações. Meu marido falava muito pouco e eu dispunha do lazer de refletir. Eu passava assim as noites escrevendo minhas impressões e elaborando minhas teorias.

Observei que o indivíduo capsulava seus conflitos por mudanças de postura. O conceito de mudança de postura era primordial no vocabulário do Instituto Bülow-Hansen. Nossa meta no tratamento não era de apenas fazer desaparecer as tensões musculares, mas ainda de transformar a postura neurótica (toda em contração crônica por causa da não-elasticidade dos tecidos musculares), numa postura normal, harmoniosa. O Doutor Trygve Braatoy escrevera: "Cada mudança de postura engendra uma revolução." Nós descobrimos que isto era verdade. O que fazíamos no tratamento retornava como fazer desaparecer a tendência neurótica de manter os músculos em flexão, e com a restauração da capacidade de extensão completa. A massagem operava ao mesmo tempo sobre a postura e sobre a personalidade. A teoria de Aadel Bülow-Hansen era de que, originalmente, haveria um equilíbrio entre os músculos flexores e os extensores. Mas, com os conflitos e a impossibilidade de reagir e de respirar livremente, o processo de repressão no corpo deixava os músculos cada vez mais curtos. Em poucos anos, a dor e o desconforto provocados pelas contrações dos flexores ocasionavam uma verdadeira modificação de lugar nos próprios ossos. O sistema ósseo inteiro é forçado a deformar-se para acompanhar o encurtamento dos músculos em contração crônica. É assim que as mudanças de postura se produzem em nossa civilização. O *stress* e a impossibilidade de reagir e de ab-reagir ocasionam contrações musculares para deter os movimentos da energia emocional, e depois os músculos tornados mais curtos ocasionam a deformação da postura.

Nós transformávamos constantemente as posturas no Instituto Bülow-Hansen. Isto não era uma simples mudança de postura mecânica: o reflexo neurótico de contração estava dissolvido e era substituído pela capacidade de extensão completa. Por esta transformação, a tendência neurótica de tudo reter, a nível psicológico, se metamorfoseava com espontaneidade. Os pacientes espantavam-se com suas reações de tão espontâneas que eram. Por exemplo, eu mesma mudei muito mais psicologicamente graças ao tratamento por massagem de Aadel Bülow-Hansen do que pela terapia reichiana de Ola Raknes. Na verdade, com a mudança de postura, o diafragma estava liberado e as emoções subiam. Eu me surpreendia sempre dizendo coisas antes de tê-las pensado, como uma criança. O relacionamento com meu marido mudou imensamente. Ele era muito autoritário e eu muito submissa. Mas comecei, espontaneamente, a reagir de maneira diferente. Por exemplo, eu gostava muito de ir ao cinema, o que ele não gostava. Se aceitava ir, ele queria ver um determinado filme, e se este filme não estava em cartaz naquele dia, recusava-se a ir a outro. Um dia eu lhe disse: "Vamos ao cinema!" Ele respondeu: "Sim, se estiver passando tal filme." Ora, o tal filme não estava passando. "Não podemos ver um outro?" "Não." — "Puxa, mas eu estou com vontade de ir ao cinema!" — "Não. Não vamos ao cinema." A disputa nunca durava muito tempo e eu sempre me submetia às suas ordens — antes de minha terapia com Aadel Bülow-Hansen. Minha vontade, que havia sido esmagada desde minha infância, ressurgiu. E eu me revoltava: era a ab-reação de meus desejos e a exteriorização dos conflitos. Algum tempo depois, minha reação já não era mais tão violenta: eu dizia simplesmente, com calma, a meu marido — "Ah! Você não quer ir ao cinema? Eu vou sozinha!" Eu havia mudado tanto que já não fazia mais meu papel de mulher submissa. E ele parou de fazer seu papel de autoritário. Nosso relacionamento tornou-se bem mais fácil. Era extraordinário: antes, eu tinha de lutar por tudo, e ele me chamava de histérica; agora eu dizia simplesmente: "Vou fazer isto." E o próprio tom de minha voz não deixava espaço a uma discussão. Eu me tornara livre em minhas relações estando livre em meu corpo. A massagem tinha efeitos psicológicos fantásticos. Foi necessário ter passado por ela, pois assim eu podia compreender melhor meus pacientes.

Recebíamos às vezes estranhos telefonemas no Instituto Bülow--Hansen. Certa manhã, o marido de uma paciente ligou e disse: "Minha mulher está passando por uma mudança total de personalidade: ela, que sempre foi tão submissa, tão servil, tão amável, que sempre fazia tudo o que eu queria, tornou-se uma fera!" Quando ele voltava para casa ela lhe expressava todo o ressentimento que havia acumulado durante anos. É preciso dizer que esta mulher havia sofrido de angústia desde muito tempo. Agora a angústia havia desaparecido, mas em compensação, ela estava furiosa.

Outra paciente era casada com um agente policial. Quando chegou ao Instituto Bülow-Hansen, ela não podia sair de casa sem companhia. Sua personalidade mudou completamente. Quando lhe perguntavam: "O que foi que a Sra. Boyesen lhe fez?", ela só podia responder: "Ela só fez 'isto' (gesto com os dedos)." Ela não podia explicar mais além: na verdade, eu não fazia mais que 'isto', certo movimento com os dedos assim que eles tocavam o músculo. Um dia o agente policial telefonou e me disse: "Minha mulher sempre foi a pessoa mais amável e mais doce deste mundo. Ela jamais protesta. Ela sempre esteve de acordo comigo, seja lá o que fosse que eu dissesse ou fizesse. Mas hoje de manhã ela não estava mais de acordo. Eu fiquei terrivelmente enfurecido e saí de casa. Ela abriu a janela e gritou — 'Se você quer compreender, telefone à Sra. Boyesen!' O que foi que a senhora fez a minha mulher?" — "Ela sofria da neurose de angústia há anos; agora este sintoma desapareceu, mas as emoções recalcadas apareceram."

Os pacientes que sofriam da neurose de angústia curavam-se muito rapidamente. O processo era sempre idêntico: apareciam as reações em cadeia, as emoções, as lembranças, depois... desaparecia a doença. Fiquei especialmente espantada ao verificar que conseguia curar meus primeiros pacientes, os que eu tinha sob meu controle. Eu tinha muito pouca experiência e os resultados, contudo, eram excelentes! Eu estava perplexa em observar a cada dia que era possível curar a neurose com as mãos! Quando eu falava do tratamento de

Aadel Bülow-Hansen a psicólogos ou a meu cunhado, que era cirurgião, ou ainda, a médicos, psiquiatras, a colegas fisioterapeutas, eles não podiam acreditar em mim, e nem queriam me escutar. Isto tornou-se um processo muito típico: eu começava a falar do tratamento corporal que curava a neurose e eles rapidamente começavam a falar de outra coisa. Nesta época, eu ia muito a colóquios de Psicologia. Aadel Bülow-Hansen um dia me disse: "Deve ser estranho para você ir a estes colóquios e saber do que você sabe e do que os outros não sabem nem querem saber..." Realmente, eu estava cada vez mais isolada. No início, eu ainda podia falar com meus colegas no Instituto Bülow-Hansen e obter trocas gratificantes com Aadel Bülow-Hansen. Enquanto se tratava da prática do tratamento e da teoria de Aadel Bülow-Hansen, tudo ia bem. Mas os desenvolvimentos técnicos que amadureciam em meu espírito não eram compreendidos, nem entendidos, nem reconhecidos. Aadel Bülow-Hansen não queria "fazer Psicologia". A teoria da Psicologia Biodinâmica se desenvolveu no silêncio da solidão.

O que me encantava nos tratamentos era o momento em que a respiração passava do diafragma e subia ao tórax, e que um movimento de extensão total do corpo se manifestava. Em vez de se contrair e de permanecer dobrado de maneira crônica, o organismo inteiro empurrava a energia para suas extremidades, se estirava ao máximo e surgia um espreguiçamento. Era fascinante ver a dinâmica começar por si mesma, das profundezas do corpo e provocar a expansão.

Nós massageávamos muito o rosto. Realmente, Trygve Braatoy havia descoberto isto acariciando o focinho de um cavalo: o animal espichava o pescoço mas também se estirava nas quatro patas. Trabalhávamos muito neste sentido, para produzir o reflexo de extensão. A expansão da energia no organismo invertia o recalque, a contração, também no nível psicológico. Nós agíamos muito sobre as tensões faciais. Uma outra descoberta de Braatoy foi importante para nós. Ele observou que, quando um bebê muito jovem estava alongado sobre o ventre e tinha a cabeça levantada, se ele sorria, a cabeça vinha para a frente. Ele não podia "mantê-la". Desta observação, Braatoy concluiu: "O sorriso dobra a postura". Isto significa que a expressão emocional induz a mudanças na posição corporal. Quando a criança estava maior, Braatoy observou que ela podia sustentar a cabeça e sorrir ao mesmo tempo: a compensação aparecia e os músculos do pescoço estavam mais fortes. Isto se tornou muito importante para nós, para compreender a relação entre a energia e a postura. Trabalhávamos constantemente com o fim de provocar o reflexo do estiramento; para consegui-lo, era necessário dissolver a contração dos músculos flexores devida aos reflexos de sobressalto repetidos. Massageávamos bastante os músculos flexores que tinham encurtado muito.

Utilizávamos uma técnica de massagem muito especial, desenvolvida por Aadel Bülow-Hansen. Quando a massagem provocava uma dor, ela encorajava a respiração e o estiramento, em vez do habitual movimento de contração e bloqueio da respiração. Ela também usava uma técnica que chamávamos de "impulsão-choque". Esta técnica tem efeitos extremamente fortes e produz resultados muito bons. A couraça muscular, as tensões musculares são eliminadas. Este método libera uma reação em cadeia e é necessário continuar regularmente a massagear a cada semana, senão a pessoa pode ficar seriamente bloqueada. Se o comprimento de um músculo mudou, uma mudança intervém um pouco mais longe. É conveniente acompanhar sem cessar as transformações.

Todavia, este tratamento tinha limites. O Doutor Braatoy havia traçado uma linha de demarcação. Não deveriam ser tratados: os histéricos, os pré-psicóticos, as pessoas cujo ego era fraco e os depressivos. Os efeitos do tratamento podiam ir até febres elevadas e mudanças bruscas da tensão. Era o caso, portanto, de ser muito prudente. O processo era muito interessante. Desenrolávamos o fio da história do caso no sentido presente-passado. Era como um filme projetado de trás para diante. Os sintomas antigos reapareciam. Verdadeiras crises catárticas se produziam. Lembro-me que muitas vezes Aadel Bülow-Hansen dizia: "Ah! Ela voltou a ter dor de cabeça (ou cólica aguda etc.), e foi aí que a coisa começou! Então o processo vai indo bem." Reconduzíamos os pacientes até suas doenças de infância e a origem da doença acabava assim por ser eliminada do organismo. Os pacientes vinham de toda parte: Suécia, Dinamarca... e isto às vezes era ridículo — eles pagavam tão caro por uma viagem para um tratamento tão barato...

Aadel Bülow-Hansen era uma psicóloga a sua maneira. Ela ensinava seus alunos a não interpretar e não psicologizar. Aadel era muito desprendida, muito "profissional", mas também muito calorosa. Gostávamos muito dela. Nesta época, eu passava minhas noites a refletir e a meditar sobre minhas teorias. Enquanto era psicóloga, eu achava que o recalque era um fenômeno psíquico, mental, e não prestava atenção ao corpo. Mas durante a prática do tratamento Bülow-Hansen descobri a função repressora do organismo que estava na origem da neurose e também descobri o processo terapêutico que podia eliminar a neurose. Para a psicóloga que eu era, era realmente fascinante. Enquanto eu estava em terapia com Ola Raknes, o processo já estava muito marcado, mas ainda muito psicológico: meu ressentimento para com meus pais etc. Aqui, no tratamento Bülow-Hansen, era completamente diferente. Eram massagens musculares. Era mais a vegetoterapêutica que a Vegetoterapia! Cinqüenta minutos de massagem de músculos... Cada pequena tensão do corpo era tocada e tratada.

"Seduzíamos" cada resistência: a corporal, depois a psicológica. Para alguns pacientes, demandava um certo tempo antes que o inconsciente surgisse das profundidades do soma e chegasse à camada do ego.

5. A descarga vegetativa

O mais fascinante para mim foi verificar que um paciente podia ser curado pela massagem. A cura da neurose podia ser obtida trabalhando-se simplesmente sobre o corpo, sem Psicoterapia. De meu ponto de vista de psicóloga clínica freudiana e reichiana, era realmente espantoso. Eu me perguntava sempre: mas como é possível? A resposta chegou: tratava-se de uma descarga vegetativa. Isto significa que nem é preciso haver uma descarga emocional. Em alguma parte, nas profundezas do corpo, existia um mecanismo que dirigia a neurose, os conflitos emocionais e as emoções que não eram ab-reagidas. E era um mecanismo biológico, fisiológico, orgânico, que completava os ciclos emocionais. Isto significa que, se você se encontra numa situação na qual é obrigado a reter suas emoções, você não está obrigado a ser como um robô e descarregar estas mesmas emoções ao retornar a você mesmo. Portanto, existe um mecanismo silencioso e sutil que as elimina. Fui procurar e cercar este mecanismo que digere os resíduos emocionais e cercá-lo como um caçador à espreita. Precisei de muitos anos para localizá-lo com precisão. A potência das massagens de Aadel Bülow-Hansen colocava-me infinitas questões. Por exemplo — Qual é o equivalente corporal do recalque psicológico? — O que acontece no interior do organismo quando você não recalca uma emoção? — O que acontece com esta? Realmente, em uma mesma situação uma pessoa se tornará neurótica ou viverá conflitos intensos, enquanto uma outra se comportará muito bem. Esta era uma questão de considerável importância. A teoria de Aadel Bülow--Hansen sobre o afrouxar-prender dos reflexos de sobressalto,* e a teoria reichiana da couraça muscular eram insuficientes. Eu achava então que a couraça muscular era um fenômeno visível, mas que ainda havia muito mais por detrás dela. Sentia-me então em pleno trabalho pioneiro. Como Freud havia indicado: "Há uma fronteira entre a psiquê e o soma que meus sucessores deverão explorar e cujas leis de funcionamento eles deverão descobrir."

Esta ligação entre a psiquê e o soma ocupou minha vida daí em diante. Uma das respostas que descobri foi a teoria da descarga vegetativa. Ficou evidente para mim que os pacientes que tinham os piores sintomas neuróticos e que melhor e mais rapidamente se tinham

---

* Vide p. 48.

recuperado, eram aqueles que tinham conhecido descargas vegetativas dramáticas. Não descargas emocionais, mas descargas vegetativas. Isto tinha cada vez mais sentido para mim pois, nas experiências de Pavlov, tratava-se de uma descarga vegetativa (a saliva). Descobri que quando a reação emocional vegetativa não era completa e permanecia latente no organismo, a solução neurótica emergia. O representante corporal da emoção era, portanto, a descarga vegetativa. Como eu tinha ficado muito interessada nas teorias de James, durante meus estudos de Psicologia, comecei a analisar as reações vegetativas em termos de simpático e parassimpático e a ver nelas a contrapartida corporal das emoções. Em terapia é possível fazer reaparecer as emoções recalcadas, mas se o conflito vegetativo não for dissolvido, o núcleo da neurose permanece intato.

Aadel Bülow-Hansen contou-me que o Doutor Trygve Braatoy havia dito que se conseguíssemos chegar a influenciar os intestinos e as vísceras por intermédio dos músculos e dos tendões, seria então possível fazer desaparecer a neurose de maneira radical. Era precisamente o que fazíamos todos os dias no Instituto Bülow-Hansen. Curávamos os pacientes que haviam tentado todos os tipos de terapias. A chave, portanto, parecia ser exatamente a descarga vegetativa. Por exemplo, eu tratava uma atriz que havia desmoronado em cena. Ela sofria, a partir daí, de uma grave neurose de angústia e não conseguia mais sair de sua casa. Meu primeiro tratamento foi sobre a parte superior do trapézio que estava particularmente dura. Quando apliquei um método que chamávamos de impulsão-choque, as fibras musculares tensas fundiram-se como manteiga sob meus dedos. Subitamente ela começou a tremer e estremecer: era a reação vegetativa. Seu rosto ficou verde e amarelo. Na semana seguinte ela teve náuseas e vômitos. Todos os meus pacientes que sofriam de neurose de angústia tiveram reações vegetativas muito fortes: tremores, transpiração, dores estomacais, náuseas, vômitos, diarréias. Como o conflito está no interior do próprio sistema vegetativo, a descarga vegetativa é mais importante que a descarga emocional. Estes tratamentos abriram-me amplas perspectivas, sobre um terreno novo, ainda inexplorado.

Eu ficava sempre espantada quando falava com colegas e psicanalistas: eles não se davam conta da importância da descarga vegetativa. Lembro-me de uma noite com uma conferencista, psicanalista junguiana. Perguntei o que ela pensava das reações vegetativas de seus pacientes. Ela manifestou surpresa: jamais havia observado nada semelhante; minha pergunta não tinha sentido algum para ela. E não encontrei ninguém que tivesse consciência destes fenômenos e de sua importância. Com exceção, é claro, de Aadel Bülow-Hansen, que simplesmente dizia: "Se a náusea aparece, não continue o tratamento, pare. Se os tremores invadem o corpo, estique simplesmente o paciente sobre o lado." Ou ainda: "Ah! É uma boa reação! O tratamento progride!" Isto era fundamental em minha prática diária. Quando massageava meus pacientes, estava sempre atenta às reações vegetativas. Eu buscava a ab-reação vegetativa. No início de cada sessão, eu ajudava o paciente a acolher estas reações como manifestações do progresso do tratamento. Esta época foi realmente entusiasmante. Sempre dizíamos aos pacientes: "Ah! Aconteceu! Excelente!" Eles também estavam associados ao processo de "desneurotização". Evocarei uma história a propósito da expansão do peito. Uma de minhas pacientes tinha um vestido ao qual acrescentava peças de cores diferentes para mostrar o quanto seu peito se desenvolvia. No decorrer do tratamento, a maioria dos pacientes era obrigada a comprar roupas novas. Quando uma pessoa tem medo, seus ombros sobem e o trapézio se torna mais curto pela contração. Progressivamente se produz uma solidificação: assim, a deformação neurótica da postura permanece no lugar por si só, mesmo quando as fontes de perigo no mundo exterior se esgotam. E a pessoa nem mesmo tem consciência. Nenhum sentimento está mais presente nesta parte do corpo. Realmente, a contração dos músculos e a deformação da postura não se deve a uma manutenção do influxo nervoso, da "energia psíquica"; é a inelasticidade dos tecidos e a presença da quimiostase que opera a solidificação, a rigidificação. A consistência muscular não é mais a mesma: hipertonia ou hipotonia segundo os casos. A mudança de consistência devia ser realizada com as mãos durante a massagem. Convinha restituir a elasticidade aos tecidos musculares tornados pouco elásticos. Então, quando um ombro caía depois de uma massagem, era um fenômeno fantástico! Foi necessário um dia trabalhar muito sobre um ombro que não tinha caído, pois a costureira não conseguia talhar uma roupa correta para esta paciente. O ombro acabou caindo... e a costureira ficou garantida!

Um outro fenômeno interessante que aparecia durante o tratamento era a invasão do corpo pela fadiga. Aos poucos descobri que o organismo estocava a fadiga em seus músculos. Realmente, antes que a solidificação estivesse instalada, uma considerável energia era utilizada para manter os músculos em contração. Os resíduos químicos ficavam acumulados no músculo e quando dissolvíamos a solidificação durante o tratamento, a fadiga reaparecia, antes de se eliminar por sua vez. Minha hipótese, na época, era de que aí deveria haver um fator, um "humor" da fadiga, que estaria estocado no organismo através das tensões musculares e que seria liberado na circulação sangüínea com o tratamento. Eu comparava tais fenômenos com a seguinte experiência da Psicologia Experimental: tomam-se dois cães, um fatigado e outro não. Se injetamos um pouco de sangue de um nas veias do outro, este por sua vez se torna fatigado. É necessário assim que este fator no sangue seja eliminado do organismo pelos rins e pelas vias naturais. Este fenômeno da fadiga aparecia especialmente quando ocorriam as "quedas de ombros" ou as grandes mudanças de postura; às vezes eram manifestações drásticas, como as diarréias; às vezes não havia nada manifesto, mas alguma coisa acontecia nas profundezas do corpo. Eu não sabia exatamente o que, mas era uma reação vegetativa não-dramática, mais suave, mais sutil.

Uma outra transformação de postura interessante residia na passagem da respiração para a parte superior do corpo, na zona das clavículas. Nós observamos que muitos indivíduos têm os ombros que vêm adiante, com uma cavidade mais ou menos profunda sob as clavículas. Por outro lado, o tórax é achatado, em vez de ser "cheio". Descobrimos que, quando a respiração conseguia subir no peito, esta cavidade se preenchia do interior e o impulso da energia obrigava os ombros a se abrirem e a "se colocarem" corretamente. Eu me interessava muito pelas crianças e as observava tendo no espírito esta questão: "A partir de onde isto começa? Como é que isto se opera?" Notei que o ponto de partida era um ligeiro bloqueamento respiratório, que criava como que uma sobra na cavidade anterior do ombro. Depois este fenômeno aumentava até se tornar uma cavidade. No fundo de cada restrição respiratória poderiam se encontrar conflitos emocionais muito intensos ou mesmo traumatismos. Quando de meu tratamento, Aadel Bülow-Hansen me conduziu até um ponto situado além da respiração torácica livre e total: minhas costas se aprumaram completamente e a posição de minha cabeça mudou — compreendi que não era necessário "manter" as costas direitas por tensões musculares. Realmente, é a própria respiração que mantém as costas em sua posição correta. É possível assim "estar direito" e estar sem tensão. Mas em nossa civilização a maneira de educar as crianças produz tensões: especialmente uma contração dos peitorais. Por conseguinte, os pais e educadores não deixam de repetir: "Não fique corcunda assim! Endireite as costas!" Além das contrações dos peitorais aparecem novas tensões dorsais que tentarão contrabalançar a dinâmica anterior. Instala-se então uma tensão dolorosa e crônica. A postura "militar" aparece com seu contingente de dores psicossomáticas. O corpo não está livre. No tratamento pela massagem Bülow-Hansen, os ombros se abriam, as costas aprumavam-se e o corpo reencontrava sua primitividade. O processo era simples: tratava-se de observar onde a respiração parava e de sentir sob os dedos os músculos crispados. Então avançávamos passo a passo, liberando a respiração natural, deixando que se ampliasse e retirando com a massagem cada um dos obstáculos que impediam seu vôo para a liberdade total.

Este método é muito diferente da Integração da Postura de origem americana. Realmente, estas técnicas vão muito depressa e não dão à descarga vegetativa o tempo para funcionar e dissolver as energias bloqueadas. Então, quando a descarga vegetativa intervém, já não há mais necessidade de voltar atrás sobre as tensões. Elas se dissolvem em seu próprio substrato. Quando o terapeuta segue o princípio de prazer, pode-se instalar um processo de transformação. Há dois aspectos fundamentais do princípio de prazer: a procura do prazer e o evitar do desprazer. As defesas psicológicas estão lá para evitar o desprazer causado pelas descargas vegetativas. Por exemplo, todos nós faríamos qualquer coisa para não sentir a náusea, para não tremer, para não ter diarréia e para não ter dor de estômago. Assim, a função principal das defesas psicológicas é a de evitar a intrusão da descarga vegetativa. Em outras palavras, as defesas psicológicas estão ali para impedir que o ciclo de carga-descarga se complete. O que fazemos quando recalcamos uma emoção é reprimir a aparição da descarga vegetativa, estacar o aparecimento dos fenômenos vegetativos. No caso da angústia, o movimento vegetativo é mais forte que as defesas. Os batimentos acelerados do coração, a impressão de desfalecer, os suores quentes ou frios, as dores de estômago, são as manifestações do sistema vegetativo que constituem uma ameaça para nós: já não teremos mais o controle. Não haveria emoções se não houvesse a descarga vegetativa. O que acontece por ocasião de um conflito? Uma carga vegetativa aparece e a descarga vegetativa não está atualizada: a "Gestalt" está incompleta do ponto de vista vegetativo. Então intervém a repressão da carga vegetativa e se estabelece um equilíbrio neurótico. O que convém fazer, no tratamento de uma neurose, é em primeiro lugar provocar, permitir que a carga vegetativa venha à superfície, e depois garantir que ela se derrame através da descarga vegetativa. Consegue-se assim completar o ciclo emocional vegetativo.

No processo de dissolução da couraça muscular, se forçamos os músculos a relaxarem, eles irão descontrair-se e alongar-se mas se não houve tempo para a descarga vegetativa, se fomos muito depressa, eles voltam a seu ponto de partida e à contração de antes. O grande segredo que descobri ao mergulhar no mundo-limite entre a Psiquê e a Soma foi a *DESCARGA VEGETATIVA*. Nada se pode obter sem ela. Se a autêntica descarga vegetativa não aparece, é apenas uma reação emocional, que poderá ser o simples resultado da provocação do terapeuta, aqui e agora. Nenhum efeito realmente terapêutico resultará disto.

Pessoalmente, tive reações vegetativas muito especiais. Quando eu era massageada por Aadel Bülow-Hansen, odores muito ativos desprendiam-se de meu corpo, a tal ponto que era necessário arejar a peça durante duas horas depois de minha saída (ela não poderia mais ser utilizada para outros tratamentos). Aadel Bülow-Hansen descrevia estes cheiros horríveis como uma mistura de medo e agressão. Eu transpirava tanto que durante este período precisava tomar muitas duchas por dia e mesmo assim "aquilo" continuava a cheirar apesar de tudo.

Com Raknes, Braatoy e Aadel Bülow-Hansen, apareceu um personagem primordial cujas obras se tornaram meus livros de cabeceira: Freud. Pavlov também foi muito importante para mim, especialmente suas experiências da elipse e do círculo. Quando o cão via um círculo ele salivava, recebia alimento. Quando se lhe apresentava uma elipse, ele não salivava, não recebia o alimento. Pavlov então fez com que o círculo e a elipse progressivamente se aproximassem até que fosse impossível para o cão fazer a distinção habitual: o cão tornou-se neurotizado. Para mim isto significou que o sistema vegetativo entrava em um estado de confusão, e esta era a causa da neurose. Trabalhar com a descarga vegetativa tornou-se cada vez mais significativo. Em seu livro, *A Neurose e o Caráter Neurótico*, o Professor Schelderup assim concluía suas observações sobre esta experiência de Pavlov: "É somente quando o cão é forçado a levar sua atenção à imagem que ele se torna neurotizado. Com efeito, sua cabeça era controlada. Se ele tivesse podido virar sua cabeça e olhar para outro lugar, ele não teria se tornado neurótico." Assim, não era a dificuldade do problema que dèixava o cão neurotizado, mas o fato de que ele era forçado a olhar este desenho. Nas experiências efetuadas com carneiros, colocados em presença de problemas de labirintos, parecia que eles não se tornavam neurotizados. É porque eles podiam mudar de lugar!

Um acontecimento veio confirmar minhas teorias. Um dia, uma psiquiatra que já não vinha ao Instituto há muito tempo me disse: "É estranho, ninguém mais grita nem chora aqui..." Eu me espantei, pois nunca havia notado isto. Questionei Aadel Bülow-Hansen que me contou que no início de sua prática, ela deixava os pacientes descarregarem emocionalmente. Todos os pacientes e todos os alunos choravam e soluçavam incessantemente. A seguir, ela havia dado ordem de parar as massagens antes das descargas emocionais, pois não eram necessárias. Só a descarga vegetativa é necessária. Isto vinha confirmar as teorias que eu elaborava. Pareceu-me muito claramente que era possível dissolver a neurose até seu núcleo, sem passar pelo choro. A descarga vegetativa era suficiente, nenhuma precisão da ab-reação emocional. Nos casos em que os traumatismos muito graves haviam tido lugar na infância, Aadel Bülow-Hansen enviava estes pacientes ao Doutor Houge onde eles podiam ab-reagir. Mas a maioria dos pacientes não necessitava desta descarga emocional. Somente quando tinha havido bloqueamento completo, traumatismo, é que convinha passar por isto. O local do bloqueamento, o ponto onde era realmente necessário atingir para abordar o problema, era o músculo. A tensão muscular, que está no ponto de partida quando há um conflito, uma reação emocional e orgânica normal, deveria desaparecer quando a situação mudasse. Mas em função do conflito, as tensões musculares se mantêm de maneira crônica. Estas tensões musculares estão estreitamente ligadas à não-descarga vegetativa. Se tivessem podido ser dissolvidas, então se teria desencadeado a descarga vegetativa. Assim, um reflexo de sobressalto permanente mantém um reflexo de sobressalto vegetativo permanente, e tudo isto deverá ser recalcado. O "recalcamento" quer dizer que a pessoa queria evitar o desprazer nascido do conflito. Então a pessoa pára o movimento vegetativo do qual tem medo, e o faz através da ativação das defesas psicológicas. Os reflexos de sobressalto são mantidos assim, por tanto tempo quanto seja necessário para que se solidifiquem. Então a tensão já não é mais provacada pelo conflito exterior, nem pelo conflito interior, o bloqueamento está instalado, e todos os estágios preliminares são cimentados na rigidez crônica. Não é mais necessário utilizar a energia psíquica para manter as defesas. As conseqüências deste processo de solidificação são muito importantes: a energia "neutra" aparece no organismo, mas a pessoa tornou-se bem menos sensível. É somente quando o bom funcionamento da pessoa integrada começa a se desequilibrar, quando as defesas se tornam inoperantes, e que intervém a provocação, que a renovação se opera. A encapsulação não consegue mais represar o fluxo de energia, a dinâmica subjacente surge com seu cortejo de sintomas psicossomáticos que engendram a "depressão nervosa". Meu interesse por um modo de relação entre a couraça muscular e o sistema vegetativo cresceu consideravelmente.

Eu me ative então a uma questão especial: a da tensão residual. Nesta época eu não me interessava mais por Reich, eu conhecia a teoria de Ola Raknes, mas tinha ainda o espírito dividido em compartimentos e não tinha feito a síntese entre o que havia aprendido com Raknes e o que havia descoberto junto a Aadel Bülow-Hansen. Este foi um longo processo que me permitiu fazer a integração das teorias de Pavlov, de Freud e os métodos de massagem de Aadel Bülow-Hansen. Na massagem eu sabia a toda hora que estávamos em contato muito estreito com o inconsciente freudiano e os reflexos pavlovianos. A integração era particularmente difícil pois, nos hospitais noruegueses o fisioterapeuta está no subsolo e o psiquiatra está no último andar! O que compreendi pouco a pouco foi que a não-compleição do ciclo vegetativo, que é análogo ao ciclo desprazer-prazer freudiano era mantida por uma contração mínima dos músculos. No início da situação conflitual, a pessoa tem uma tensão muscular muito grande. Então, terminada a situação, tudo foi recalcado, não é mais possível ver-se a tensão. E a pessoa não sente mais a tensão. Contudo, uma contração mínima, invisível, persiste nos músculos, e bloqueia o processo de descarga vegetativa. O ciclo não se completa por causa desta função residual. O que mantém o recalcamento do excesso, o que bloqueia a descarga vegetativa, é esta contração residual mínima nos músculos. Estas tensões são invisíveis, só o toque do massagista pode detetá-las. Assim, cada vez que acontece um recalcamento dos excessos, não se vê: trata-se de uma simples tensão residual nos músculos. É esta tensão residual que é fundamental para se compreender como o recalcamento consolida a energia emocional nos músculos. Concebi então uma teoria das camadas da couraça muscular, que preside ainda hoje a prática das massagens: é conveniente dissolver as camadas umas após as outras.

Estrutura do reflexo de sobressalto (startle-reflex pattern).

Um exemplo de reflexo de sobressalto é a reação involuntária e súbita a um tiro de pistola: o corpo se retesa, os músculos flexores o carregam sobre os extensores, enquanto ao mesmo tempo a respiração é suspensa na inspiração.

Este estado produz-se espontaneamente em toda reação a um choque súbito, em resposta a um *stress* físico, emocional ou psíquico. No momento do acontecimento, este fenômeno é necessário ao organismo pois a contração é uma preliminar à ação. Isto é especialmente evidente nas reações dos animais em combate ou em fuga. A reação ao perigo comporta uma contração do corpo para adquirir a força necessária a uma extensão máxima tendo em vista o ataque ou a fuga. Isto se aplica ao homem da mesma forma numa situação de sobrevivência: ele contrai o sistema muscular para estocar a energia necessária à extensão muscular. Quanto mais fortes são as contrações preliminares, mais a energia é acumulada; assim, uma pressão máxima deve ser desenvolvida para desencadear uma força máxima na ação.

No reflexo de sobressalto no decorrer de um *stress* emocional, as seguintes reações momentâneas aparecerão, colocando em jogo ao mesmo tempo as funções musculares e respiratórias:

1. Uma reação de inspiração, que visa fornecer um sopro suficiente para a exclamação (injuriar, chorar, gritar etc.).

2. Uma reação de flexionamento que tem a finalidade de provocar as reações de extensão apropriadas (bater, agarrar, buscar ajuda etc.).

Depois da reação ao choque (o fato já passou e o homem está numa situação neutra), o corpo deve reencontrar o equilíbrio normal entre flexores e extensores, e a harmonia funcional entre a resposta muscular e o ritmo respiratório. Isto só se produz se houver a reação emocional, e serve de canal à ação antagônica: a reação dos extensores e a respiração adequada. Se no entanto este desfecho for impedido, haverá interrupção do ritmo biológico. O organismo desenvolverá os hábitos de reflexos de sobressalto reduzidos, acompanhados de tensões musculares, de inibição da respiração e de deformações de postura.

Os flexores se manterão como se estivessem na situação de *stress* original e os músculos da respiração, em particular o diafragma, ficarão ligeiramente contraídos, como em estado de choque ou de ansiedade permanente. Como um reflexo de sobressalto prolongado não pode ser suportado, criar-se-á um estado de estabilidade pelo repouso progressivo. Mas a falta de jogo recíproco entre os músculos e o sistema respiratório causará um mínimo de perturbação do tônus que não poderá ser neutralizado a não ser pela finalização da ação antagônica.

Assim, por causa destas situações não denotadas, observar-se-á um estado de repressão que se manifesta fisicamente da seguinte maneira:

— uma ligeira tendência à inspiração;

— uma ligeira perturbação do tônus muscular;

— uma ligeira deformação da postura;

— uma ligeira "tensão de ansiedade" do músculo do diafragma.

Este conjunto de perturbações constitui o *compromisso somático*. Ele em geral toma duas formas quando se torna crônico: os flexores podem perder sua elasticidade e tornarem-se rígidos (tipo hipertônico), os extensores podem se tornar muito elásticos e moles (tipo hipotônico). Num organismo neurotizado, encontra-se com freqüência na musculatura uma mistura destas duas reações.

II

A ELABORAÇÃO DAS PRIMEIRAS TEORIAS BIODINÂMICAS

1. A teoria da descarga vegetativa

Quando compreendi que esta massagem operava sobre o corpo como uma Psicanálise, interessei-me cada vez mais pela questão de saber o que acontece no plano fisiológico, corporal, assim que um conflito é recalcado; e o que acontece no plano fisiológico, orgânico, quando na terapia um conflito é dissolvido. Esta questão me preocupava sempre. Com efeito, a teoria freudiana do recalcamento tem seu eixo, essencialmente, sobre o plano psicológico. Mas no Instituto Bülow-Hansen eu me dei conta de que era possível curar a neurose intervindo simples e unicamente sobre o corpo. Inúmeros pacientes foram curados sem Psicoterapia. Estes pacientes sofriam todos de perturbações neurofisiológicas, de um desarranjo grave do sistema neurovegetativo. A maioria deles havia seguido psicoterapia ou até tratamento psicanalítico, sem resultado. Para responder a minha pergunta, elaborei a seguinte teoria: se é possível influenciar o sistema vegetativo, então é possível dissolver a neurose. Constatei que os pacientes que tinham reações vegetativas curavam-se muito depressa. Assim, minha teoria dava sua significação a esta prática da massagem das tensões musculares: o sistema vegetativo era influenciado, a descarga vegetativa (dores de estômago, náuseas, diarréias etc.) ocorria e o equilíbrio era reencontrado.

Durante este período não fiz a ligação entre estas teorias, a prática da massagem e as teses da vegetoterapia de Reich. Isto pode parecer estranho, mas eu não tinha lido Reich, nem sabia mesmo o que era exatamente a vegetoterapia, com exceção do que tinha vivido com Ola Raknes. E nenhuma massagem havia-se interposto em minha exploração com Ola Raknes, era muito mais a prática da respiração e a investigação psicológica.

A esta época, no Instituto Bülow-Hansen, trabalhávamos unicamente sobre as tensões. A teoria era a seguinte: se as tensões neuróticas fossem dissolvidas, o paciente curava-sc. Mas me deparei com um problema delicado. Em três pacientes, consegui dissolver todas as tensões musculares neuróticas, e eles caíram num estado de depressão tão profundo que tiveram que parar com o tratamento. Isto me colocou múltiplas questões. Rapidamente compreendi que a descarga vegetativa não tinha ocorrido. Concluí daí que, se as tensões eram dissolvidas sem descarga vegetativa, então, todas as defesas musculares caíam e surgia a depressão. Agora havia compreendido que trabalhávamos às cegas sobre o corpo. Eu percebia bem as tensões musculares sob meus dedos, mas ainda não conhecia um novo domínio que em seguida emergiu: os músculos têm diferentes qualidades de consistência. Foi aí que entrou em minha vida uma mulher chamada Lillemor Johnsen, uma outra aluna de Aadel Bülow-Hansen.

2. Hipertonia e hipotonia

Lillemor Johnsen havia trabalhado muito nos hospitais psiquiátricos. Ela estava muito atenta ao que chamava de "ausência de tônus", o hipotônus. Ela trouxe observações interessantes que me permitiram propor teorias explicativas deste fenômeno da depressão. Por sua experiência nos hospitais psiquiátricos ela sabia que os doentes mentais sofriam de uma falta de tônus, de hipotônus. Nossos pacientes no Instituto Bülow-Hansen tinham muito tônus nervoso. Compreendi cada vez melhor a complexidade do problema. Um dia, estávamos sentadas, Lillemor Johnsen, Aadel Bülow-Hansen e eu, no bar do Hotel Intercontinental, e Lillemor Johnsen falava da hipotonia. Lembro-me que Aadel Bülow-Hansen e eu éramos muito hostis às teses de Lillemor sobre a hipotonia, pois elas eram o inverso de nossa maneira habitual de pensar. Mas, de repente, ocorreu-me: era exatamente o que havia acontecido a meus três pacientes! Eles tinham perdido o tônus! A hipotonia estava presente sob as camadas hipertônicas; era a razão por que eles tinham se tornado tão deprimidos. Apaixonei-me então por esta abordagem. Com Lillemor Johnsen tomei consciência de que poderia haver camadas hipotônicas na superfície e camadas hipertônicas por baixo, muito profundas, que representavam tendências sádicas muito antigas, muito enraizadas. Todas as possibilidades de estratificação podiam existir: hipotônus na superfície, hipertônus em profundidade; ou hipertônus na superfície, hipotônus em profundidade, hipertônus nos músculos profundos, próximos aos ossos. Lillemor Johnsen havia desenvolvido um método de diagnóstico muito interessante.

Eu tinha pernas muito bonitas porque jogava muito tênis e praticava muito o esqui. Tinha muito orgulho de minhas pernas. Um dia, na Escola de Fisioterapia, fui massageada por uma aluna que trabalhou sobre meus tornozelos. Foi muito doloroso. O professor de Fisioterapia veio me perguntar se era muito doloroso — e eu lhe respondi: "Puxa! É muito doloroso, mas é que... está fazendo um trabalho muito bom." Ele retorquiu: "É por falta de exercício e por causa da idade!" Ora, eu só tinha trinta e dois anos! Não compreendi o que ele queria dizer. Eu achava que tinha pernas excelentes, muito sólidas e com uma força perfeita. Quando Aadel Bülow-Hansen trabalhou com massagem em minhas pernas e reabsorveu as tensões musculares crônicas, descobrimos, por baixo, camadas hipotônicas. Minhas pernas perderam suas belas formas. Fiquei muito infeliz por ter perdido estas formas, estes contornos dos músculos. Mas compreendi que tinha havido muito cedo, em meus pés e meus tornozelos, uma resignação que havia ocasionado esta hipotonia. As tensões tinham vindo mais tarde, por esforço e pelo esporte. Uma vez que as tensões secundárias haviam desaparecido, a hipotonia veio à superfície. Pude compreender a teoria da hipotonia de Lillemor Johnsen: ela sempre dizia que os doentes mentais quase não tinham tônus. O único lugar do corpo onde o tônus era muito forte (hipertonia), era uma zona na base do atlas, na nuca. Chamávamos esta zona de o "anel da psicose": era a última defesa contra a "ressaca" da dinâmica. Esta abordagem significou muito para mim. Cada vez mais me interessei pela hipotonia subjacente ao tratar de meus pacientes. Até então eu não tivera consciência da hipotonia porque nunca havia trabalhado com este método de massagem nos hospitais psiquiátricos. Compreendi que a neurose está associada a um grande número de tensões enquanto que, na psicose, a maior parte das tensões musculares crônicas desapareceu. Fiz a ligação com as teorias de Freud. Este fazia remontar a origem das manifestações neuróticas ou psicóticas ao momento em que desmoronam as defesas psicológicas: Freud falava, é claro, das defesas psicológicas. Aqui, encontrei as defesas corporais, fisiológicas.

3. A teoria da circulação do sangue na neurose

Minha função no Instituto Bülow-Hansen me oferecia um extraordinário campo de estudos: massageando pacientes diariamente durante dez horas, recolhi mais observações do que se eu fosse uma médica, psicóloga ou vegetoterapeuta, pois eu trabalhava sistematicamente sobre todas as partes do corpo. No correr dos anos, aprendi bastante e me tornei capaz de sentir sob meus dedos as menores mudanças de consistência dos músculos; eu podia reconhecer as mais ínfimas transformações na postura e na respiração. Um acontecimento pessoal, que colocou em questão meu orgulho próprio, obrigou-me a novas indagações: eu tinha muito orgulho de minhas pernas bem-torneadas e elas já não eram mais tão bem-torneadas, tinham perdido o tônus. Outra desagregação aconteceu também: por ficar longas horas de massagem diária numa posição quase estática, minhas veias começaram a aparecer; até então eu nunca vira as veias de minhas pernas. À noite, depois das massagens, eu só queria uma coisa: dançar. Mas eu tinha que voltar para casa e ficar sentada ao lado de meu marido. Assim, o impulso natural para o movimento, que se manifestava na necessidade de ir dançar, e que, se satisfeito, teria podido restaurar a circulação da energia e minha circulação sangüínea, estava inibido. Eu não seguia meus impulsos naturais à autocura. Afinal, entrou um último fenômeno na origem de minha teoria da circulação sangüínea na neurose. Era o "prazer-angústia". Durante o tratamento que eu recebia de Aadel Bülow-Hansen, manifestou-se um prazer-angústia muito intenso. Era uma fixação oral. No início, eu sentia a energia em torno de minha boca na forma de dormências. Nenhuma sensação de prazer, de suavidade. A energia vinha, mas de maneira neutra. Contudo, era formidável para mim. Estas dormências da energia provocavam uma inchação geral da zona peribucal. Bastante fluido aí se acumulava. Por outro lado, eu não tinha muita sensação nos seios. E durante as sessões, cada vez que as dormências apareciam em torno de meus lábios, eu sentia as mesmas sensações no peito. Eram fenômenos realmente estranhos para mim.

Passados muitos meses, comecei a sentir prazer, um agradável prazer na boca e em seu redor. E também no peito! Tomei consciência de que havia descoberto em mim a sensação da libido. Depois o fenômeno do prazer invadiu meu corpo inteiro. Mas antes que o prazer corresse por todo meu corpo, a angústia apareceu em minhas pernas. Elas ficavam muito frias e depois queimavam como fogo. A circulação da energia tentava se produzir, mas eu passava por estados de grave perturbação. Por causa dos conflitos fundeados em minhas pernas, a pressão profunda da libido fez com que elas inchassem. Foi também esta pressão interna da libido que as deixou geladas. Nesta época, quando eu ia esquiar, qualquer que fosse a quantidade de lã que eu colocasse em cima, as pernas permaneciam frias como gelo. A transformação de minha aparência exterior me dava bastante cuidados. As pernas haviam perdido seu tônus e suas formas, estavam inchadas e apareciam as veias. Decidi usar meias elásticas. Aadel Bülow-Hansen às vezes era muito autoritária, proibiu-me. Mas, mesmo assim, continuei a usá-las. As outras alunas me puseram em guarda: Aadel Bülow-Hansen não trataria de quem usasse meias elásticas. Fiquei numa situação muito penosa, pois estava no meio de uma série de massagens que recebia de Aadel Bülow-Hansen e precisava delas. Ninguém mais poderia me dar estas massagens neste estágio do processo dinâmico e de minha transformação da postura. Fui colocada diante de um fato consumado. Abandonei então as meias e ela me tratou. O processo profundo prosseguiu, mas os pés não mudavam. Eu estava desesperada. O que fazer? Foi aí que ouvi falar do Doutor Olesen.

Uma amiga, médica reumatologista, falou-me muito dele. Ele vivia em Copenhague e tinha uns oitenta anos. Sem dizer nada a ninguém no Instituto Bülow-Hansen, fui fazer uma visita ao Doutor Olesen em Copenhague. Aadel Bülow-Hansen era muito estrita: ninguém deveria receber outro tratamento senão a massagem. Minha amiga me dissera que se eu fosse vê-lo dizendo que era fisioterapeuta, ele não cobraria e ela estava chateada por me enviar a ele sem que ele recebesse nada de mim. Então fui como simples mãe de família. John Olesen tinha uma clínica perto de Copenhague. Era Doutor em Medicina, mas era considerado homeopata porque não usava a farmacopéia habitual. "Homeopata" tinha um sentido pejorativo. Eu não sabia muito sobre o método de tratamento que ele preconizava, exceto que ele utilizava uma massagem chamada "de bombeamento" e que trabalhava principalmente na circulação do sangue. Contudo, em seu tratamento ele influenciava os fluidos do corpo, o edema, a celulite e principalmente o que ele chamava de "bomba venosa". Ele havia descoberto que a bomba venosa é a causa maior da maioria dos problemas circulatórios. A pressão fluídica no corpo, a tensão ou ausência de tensão originavam os problemas no envio do sangue e da linfa para fora das células. Ele constatou que os próprios músculos "bombeavam" estes fluidos para reexpeli-los às veias e às vias de circulação do sistema linfático. Ele utilizava as mãos para ativar a bomba venosa e para ajudar o sangue a retornar ao coração, e a linfa a circular, e não ficar estagnada em certas partes do corpo. Por ali mesmo ele influenciava o sistema vegetativo e restabelecia o equilíbrio entre o sistema nervoso simpático e o sistema nervoso parassimpático. Este método me interessou prodigiosamente pois unia-se às minhas teorias. Ele aplicou-me então uma massagem de bombeamento. Durante a massagem, e antes que eu pudesse fechar a boca, as palavras do Doutor Trygve Braatoy saíram espontaneamente: "Se nós podemos, por meio dos músculos e dos tendões, agir sobre as vísceras e os intestinos, então também somos capazes de cuidar das neuroses da maneira mais direta." Ele parou de massagear, recuou um passo e me disse com uma voz muito séria: "Quem é você? Você não é uma mãe de família comum?!" Tive então de confessar quem era eu, e seguiu-se uma relação muito rica. Ele me falou de suas teorias, em particular de suas teorias sobre o câncer. Perguntei-lhe se a respiração era importante para ele, se olhava o diafragma durante a massagem. Disse que não, que não tinha importância, só se interessava pela circulação do sangue.

Falou-me também de algo cujo valor iria me aparecer claramente dois anos mais tarde — a pressão do fluido, a "pressão da transudação",[1] que ele situava na origem do desequilíbrio nervoso e na origem dos sintomas psicopatológicos. Interessava-se pela composição química deste fluido. Trabalhara muito sobre as dores psicossomáticas e realizara pesquisas aprofundadas. Fizera a seguinte experiência: injetou uma solução de sódio num tecido. Na lógica da fisiologia, esta injeção deveria produzir uma contração dolorosa. Com efeito, sua teoria pretendia mostrar que a contração dos tecidos criava a dor psicossomática. Mas a injeção não produziu nenhum sintoma, nenhuma dor. Ele concluiu que devia se tratar de alguma outra coisa, alguma coisa mais além. Não chegou a explicar o que seria esta "alguma coisa mais". Compreendi que era o fluido energético. Sua solução era energeticamente neutra, diferente do fluido que circulava no corpo, que era carregado de energia.

Foi aqui que nos juntamos às teorias de Wilhelm Reich, que sempre evoca a estase como energia. Os reichianos falam da estase de energia. Apaixonei-me então pelo fluido. Quando eu trabalhava no hospital de Dikemark, eu tinha me interessado pelo fluido no corpo, porque era o que estava mais próximo ao Eu: quer dizer, os diferentes modos de circulação do sangue. Estes estão mais próximos do Eu que as contrações musculares, pois, no instante onde uma tensão psicológica, um conflito, aparecem, os músculos se contraem; mas, depois disto, os músculos retornam à posição normal. Procurava definir o que era "maduro", o que estaria mais próximo ao Eu, o que poderia ser descarregado ou integrado facilmente. Durante as massagens, constatei que se produziam dois fenômenos simultaneamente: um estado emocional estava maduro (isto é, pronto a descarregar), e o fluido aparecia em certa zona do corpo, em relação com o conteúdo da emoção. (Exemplo: a frustração e a agressão oral — a zona da boca se enchia de fluido, "inflava".) Compreendi aos poucos que quando um movimento emocional chegava à maturidade, um movimento do fluido se operava no corpo, em especial, nas membranas. Trabalhando no corpo sobre estas mudanças sutis da pressão fluídica nas membranas, um ponto muito pequeno, sobre um músculo que estava carregado de fluido, tomei consciência de que era o resíduo de um modo de circulação do sangue na emoção que não havia acabado, do fato do recalcamento. Assim os resíduos metabólicos apareciam no organismo. Dei a estes resíduos o nome de couraça tissular. O fluido termina por desaparecer no processo do recalcamento mas a couraça tissular permanece. Assim, quando a energia se põe de novo em movimento, o processo de recalcamento é invertido, mas a energia é bloqueada na circulação pela couraça tissular. A couraça tissular impede a passagem da energia, e o fluido faz sua

---

1. Vide p. 80.

aparição nos locais de bloqueamento. O acúmulo de energia gera o acúmulo do fluido. Ora, trabalhando sobre estes pontos de pressão fluídica, o massagista trabalha sobre o que está mais perto do Eu. Descobri também que estes pontos de pressão fluídica não se localizavam exatamente nos músculos: por exemplo, eu trabalhava freqüentemente massageando pequeninas bossas no crânio, que quase não têm músculos. A descarga vegetativa podia intervir muito intensamente pela simples massagem destes pontos. Alguns de meus pacientes reagiam por problemas de pele, vermelhidões etc. Estes problemas eram reações vegetativas que sobrevinham com a massagem nas bolsas de fluido e não unicamente pelo trabalho sobre os músculos. Nesta época eu me interessava mais pelas bolsas de fluido do que pelos músculos.

Meu encontro com o Doutor John Olesen me colocou muitas questões. Eu não conseguia integrar o que eu havia aprendido com Raknes e Bülow-Hansen em suas teorias. O problema estava focalizado em torno do diafragma. Raknes e Aadel Bülow-Hansen davam grande importância ao diafragma e às tensões musculares. Olesen não se interessava por isto. Quando lhe coloquei a questão, disse-me: "Não dou nenhuma atenção especial à respiração."

Precisei de certo tempo para poder fazer a síntese. O que o Doutor Olesen trouxera começou a ter sentido quando introduzi a teoria da circulação do sangue na neurose (o que hoje chamamos de ciclo vasomotor). O recalcamento opera-se, fisiologicamente, por um ciclo vasomotor incompleto, inacabado. A eliminação da couraça tissular e dos resíduos hormonais não se efetua corretamente no organismo neurótico (a adrenalina e os ácidos láticos em particular).

Nesta época compreendi que a libido era a energia cósmica. Prosseguindo minha pesquisa sobre o que estaria mais próximo ao Eu no corpo, observei as crianças quando ficavam com raiva: seu rosto incha um pouco e torna-se vermelho. Se intervém a repressão e o recalcamento se instala, os fluidos que chegaram ao rosto e que deveriam ser repostos em circulação e cujos resíduos metabólicos deveriam ser eliminados, permanecem e estagnam. Comparei este fenômeno à respiração. Quando a expressão da emoção é bloqueada, a pessoa permanece numa atitude inspiratória e a expiração não intervém. Nem lágrimas, nem gritos. Assim, a "não-compleição" * do ciclo respiratório ocasionava a "não-compleição" do ciclo vasomotor.

Então minhas pesquisas tomaram uma outra direção. Eu trabalhava de novo no hospital Dikemark e elaborava uma teoria eletro-

---

* Cunhamos esta expressão para exprimir simultaneamente o não-término do ciclo e seu caráter incompleto. (N.T.)

lítica da neurose. Fui engajada no hospital Dikemark como psicóloga clínica. Eu desejava trabalhar com doentes mentais. Havia deixado o Instituto Bülow-Hansen porque já não tinha mais o que aprender ali. A equipe médica com a qual eu trabalhava era excelente, eram pesquisadores! Assim que cheguei ao hospital Dikemark, o médico-chefe me fez visitar o setor de doentes crônicos. Fiquei chocada ao ver estes corpos disformes. O médico-chefe me explicou que os doentes esquizofrênicos eram tratados agora de uma outra maneira, graças à farmacopéia ataráxica de Ferguson. Os doentes eram calmos: não havia mais necessidade de duchas ou de camisas-de-força. Fiquei muito impressionada por esta revolução terapêutica manifesta. Depois de refletir, compreendi que a psicofarmacopéia cria uma couraça tissular artificial. Nos doentes mentais, a couraça tissular está dissolvida (e Lillemor Johnsen me tinha permitido compreender o sentido da hipotonia), e a energia começa a surgir, sem descarga vegetativa. A couraça tissular artificial bloqueia então a energia e cria uma pressão dinâmica. Eu me interessava muito pela dinâmica psíquica e corporal de energia, que denominava "força". Na época, eu não dispunha do conceito de bioenergia. Os doentes se tornavam disformes pelo fato da presença desta "força", desta dinâmica e da barragem instaurada pela couraça artificial gerada pela psicofarmacopéia.

Eu era então psicóloga clínica, mas o médico com quem trabalhava me conhecia bem: ele me havia enviado pacientes quando eu estava no Instituto Bülow-Hansen. Ele me permitiu experimentar técnicas de massagem em pacientes psicóticos. Tive uma paciente autista por dois anos. O contato com ela era muito difícil. Ela não conseguia se expressar. Trabalhei com ela massageando e comecei a dissolver as tensões musculares. Era uma paciente psicótica típica: o corpo inteiro estava hipotônico, com tensões na base do crânio — o que hoje chamamos de "anel da psicose". Eu prestava muita atenção na respiração; cada vez que esta se liberava, o sangue começava a pulsar no pescoço, em particular na região dos músculos esterno--cleido-mastóide. Então, parei. Depois de uma sessão de massagem ela começou a falar tanto que eu só pude sentar e escutar. Ela falou sem parar durante duas horas, sobre a história de sua doença. Pareceu-me que as tensões do pescoço haviam inibido completamente a expressão das emoções: tudo voltava agora. Isto me abria imensas perspectivas. Depois de um encontro com o Doutor Olesen, interessei-me muito pelas deformidades. Olesen me dissera: "Eu esculpo os corpos para lhes devolver sua beleza." O conceito de acumulação podia permitir compreender este fenômeno. As tensões musculares "acumulam" energia. A energia deixa de ser dinâmica e se torna estática. Observei que a "força" acumulava os fluidos. Assim, quando as tensões musculares eram dissolvidas pela massagem, a energia começava a se agitar, quando ela reencontrava novas tensões musculares, estas se acumulavam e os fluidos também se acumulavam. Isto me permitiu fazer a síntese de minhas teorias com as do Doutor Olesen. Lembrei-me que em Fisiologia dizia-se que o sistema vegetativo era ativado por simples mudanças de pressão. Dei-me conta de que esta pressão de distensão, ou pressão fluídica, podia influenciar o sistema vegetativo e provocar um desequilíbrio neurovegetativo. Quando a energia era bloqueada e a zona em particular onde estava localizado o bloqueio estava inflada de fluidos, um desequilíbrio do sistema vegetativo sobrevinha e gerava ainda um desequilíbrio nervoso.

Estas observações tornaram-se muito importantes para mim. Na época eu desejava trabalhar com massagem sobre as deformidades, o edema, a estase e a celulite, mas não sabia como operacionalizar. Só massageava então os tecidos musculares, provocava muitas emoções e liberava muita energia. Com efeito, quando voltei a massagear a paciente de que falei antes, ela entrou em fase psicótica e tornou-se paranóica. O tema de seu delírio era o envenenamento. Quando pude dissolver o "anel da psicose" na nuca, a energia veio à cabeça e excitou os tecidos nervosos. Hoje compreendo bem o que aconteceu — mas na época não cheguei a conseguir explicar o fenômeno. Esta paciente me permitiu descobrir muitas coisas. As tensões musculares estão instaladas por baixo da resignação subjacente, da hipotonia. O que aconteceu a esta mulher me fez confirmar esta teoria. A couraça muscular funcionava como uma gigantesca encapsulação que mantinha a energia emocional toda estática. Há pessoas que podem viver assim toda sua vida, sem nenhum sintoma neurótico, ou sem nenhum acidente psicótico, pois toda esta energia está bem-encapsulada. Mas, percebi que o esgotamento, os conflitos emocionais, ou simplesmente o fato de trabalhar muito, podiam causar uma dissolução desta encapsulação. Minha paciente me contara que havia tido cinco filhos um depois do outro, que o casal tinha muito pouco dinheiro e que o pai gastava este dinheiro na compra de carros luxuosos. Ela havia-se esfalfado em excesso. A família vivia num porão, e as crianças sofriam constantemente de pneumonia. Ela havia chegado a um esgotamento avançado. Um verão, eles partiram para uma ilha, em férias. Ela pedira ao marido que levasse o barco pois a casa que lhes havia sido emprestada ficava do outro lado da ilha. O marido recusou-se e ela teve que carregar bagagens pesadas por todo o caminho. O marido caminhava a sua frente e a toda hora ela gritava que esperasse; ele parava, mas quando ela chegava a seu lado, ele recomeçava a caminhar. Quando chegou à casa, esgotada, ela sentiu uma intensa dor nas costas, e pôs-se a gritar, a berrar. Sentia como se lhe tivesse sido injetada na cabeça a energia, uma energia do exterior. Tornou-se psicótica. Foi assim que a psicose começou.

Na época eu me interessava muito pela história destes casos: tentava confirmar minha hipótese de que a psicose e a neurose começam por uma dor muscular. Compreendi que a encapsulação e a couraça muscular haviam perdido lentamente sua capacidade de controlar a energia, até que as defesas só estivessem asseguradas por alguns músculos. E, se por acaso estes músculos perdessem sua tensão, nada mais poderia impedir a "ressaca" da energia emocional. Desta maneira, com minhas pesquisas no hospital de Ullevaal, confirmava-se minha teoria-hipótese sobre a relação entre a origem da depressão ou da crise psicótica e o fato de haver sido massageada num gabinete de fisioterapia. A maioria dos doentes recebeu massagem por muito pouco tempo antes de serem hospitalizados. Desenvolveu-se então minha teoria da energia emocional contida por uma couraça restrita a alguns músculos. Uma simples massagem podia dissolver estas tensões e desencadear o processo neurótico ou psicótico. Começou o processo psicodinâmico, biológico, que subia das profundezas do corpo; isto me pareceu muito importante: a doença mental vindo das profundezas do corpo. Tratava-se acima de tudo de um conflito psicológico que fora recalcado e encapsulado no corpo por um conjunto de defesas somáticas.

Uma barreira invisível separava os homens das mulheres no hospital de Dikemark. Eu trabalhava mais com as mulheres. O médico-chefe que cuidava das mulheres estava interessado pelo aspecto psicológico e os que se ocupavam dos homens só consideravam a doença do ponto de vista fisiológico e bioquímico — falavam sempre de eletrólitos. Falávamos sempre mais de Psicoterapia. No dia da Independência da Noruega em relação à Suécia, estávamos todos reunidos; olhei para os pacientes agrupados em redor e compreendi que os homens pareciam muito "disformes": eram os "crônicos"! Interessei-me então pela teoria eletrolítica em suas relações com as deformidades. De repente, entendi! Descobri o ponto que existe entre a Psicoterapia e os eletrólitos! Era o ponto entre a Psiquê e o Soma!...

O hospital de Dikemark fazia uma pesquisa sobre a catatonia. Era feita análise bioquímica do conteúdo proteínico do fluido cérebro-espinal. Os pesquisadores faziam um levantamento parcial das amostras do fluido e mediam as taxas de proteínas presentes no catatônico depois de uma crise catártica. A seguir os médicos determinavam um regime alimentar especial para os catatônicos. Minha teoria era a seguinte: quando o catatônico tinha uma ab-reação emocional, uma quantidade de proteínas era liberada, por causa da expiração. As catarses também permitiam a liberação de grandes quantidades de adrenalina, que é uma parte essencial da couraça tissular. Bem, eu não podia falar destes elementos de minha teoria, pois na época o psicólogo não podia falar em bioquímica. Esta é a lei da compartimentalização em vigor em nossos meios acadêmicos e universitários. Percebi a importância dos fenômenos que surgiam entre o ânion e o cátion. Para descrevê-la de maneira completa, devo falar agora da energia cósmica. Mas antes farei observações sobre os esquizofrênicos.

4. A esquizofrenia

Eu me interessava mais pela esquizofrenia, com a seguinte teoria: o catatônico era o tipo de doente mais sadio, pois ele havia conservado, por assim dizer, seu espírito mais claro. Mas ele era especialmente "teimoso". A clivagem presente no esquizofrênico era uma clivagem entre a personalidade primária e a personalidade secundária. A gênese da esquizofrenia devia ser buscada no afundamento das defesas e na subida à tona das emoções e dos conflitos recalcados. Por este fato, sua personalidade se transformava. Compreendi que o processo esquizofrênico era uma pressão dinâmica profunda contra as camadas superficiais da couraça tissular (i. é, dos tecidos) e da couraça muscular. E esta dinâmica não podia passar de través; não podia se exprimir, nem se descarregar. Contudo, o processo dinâmico não deixava de operar, pois era um processo curativo, um movimento em direção à cura, que de súbito se encontrava bloqueado e estagnava.

O problema era o seguinte: as camadas superiores da couraça tissular e da couraça muscular não haviam sido liberadas, desbloqueadas, dissolvidas e havia começado uma dinâmica profunda, liberando os materiais emocionais recalcados, impossíveis de integrarem-se ao Eu, e cuja energia vinha bater contra as camadas encouraçadas da superfície. No fundo, pode-se dizer que a energia fundamental era colocada em movimento, mas que as camadas mais recentes de materiais recalcados não se deixavam atravessar por ela. Assim entendi por que muitas vezes o esquizofrênico recusava a levantar-se de manhã — com o processo dinâmico operando durante a noite, ao acordar, o paciente podia sentir que era um caminho para a liberação. No entanto, as camadas superficiais da couraça tissular impediam a circulação da energia e a descarga. Distinguiam-se três tipos de esquizofrênico: um era o hebefrênico, resignado e que não queria fazer absolutamente nada; o segundo era o paranóico, a energia vinha da cabeça e dava aos pacientes a impressão de que se lhes era enviada energia do exterior, por um mecanismo de projeção e de falsa interpretação; o terceiro era o catatônico, que havia conservado uma certa integridade de consciência, mas que estava bloqueado numa teimosia muito especial. Contarei uma anedota sobre isto. É a história de um catatônico, deitado em sua cama em posição fetal. Entra em seu quarto o médico-chefe, seguido por estudantes, e começa: "Aqui está o Senhor

Hansen, que está deitado em posição fetal há meses..." Subitamente, o Senhor Hansen se levanta e diz com uma voz alta: "Não é verdade!" Isto ilustra minha teoria das camadas profundas que são ativadas, da rigidez e da teimosia. Há uma certa integridade presente no fundo.

Outro exemplo: Trata-se de um paciente, sentado num penico, repetindo sem parar: "Não faz cocô! Não faz cocô!" Este era um conflito anal muito intenso: deixar sair ou reter.

Último exemplo: Um paciente catatônico permanecia hospitalizado há muito tempo. Ele pareceu sarar e saiu do hospital psiquiátrico; mas, no instante em que abraça a mãe na soleira da porta, retorna à catatonia.

Raknes um dia me fez notar que os pacientes catatônicos têm o espírito muito claro. Isto levou minha atenção ao fenômeno "teimosia"; e minha teoria é a seguinte: a pessoa se torna teimosa para proteger sua personalidade primária e seu livre arbítrio. O catatônico se instala completamente numa atitude caracterial tornando-se "teimoso"!! Os doentes hebefrênicos se resignam e abandonam sua personalidade primária por uma personalidade secundária; abandonaram toda a luta pela conservação de sua personalidade primária. E a personalidade primária é aquela que tem a bioenergia. Estes pacientes hebefrênicos estão bloqueados, mas a nível mental. Eu me interessava mais particularmente pelos pacientes cujo conflito energético estava "na cabeça".

Eu mesma estava afetada por um caráter oral e havia explorado intensamente este aspecto. Desta forma, podia perceber o sentido da maior parte dos sintomas esquizofrênicos, sem que eu própria fosse esquizofrênica. Por exemplo, de manhã, eu podia ressentir a pressão da energia no interior de meu corpo e na região de minha boca, e não tinha vontade de sair da cama porque sentia que este processo energético era sadio. O movimento da energia operava para me liberar das repressões, dos recalcamentos e da neurose, mas ele não conseguia passar através das camadas bloqueadas. Na época eu ainda não tinha elaborado a teoria do psicoperistaltismo. Eu sentia uma pressão da bioenergia dentro da cabeça, dirigindo-se para a boca. À medida que minha sensibilidade co-enestésica se afinava, eu compreendia que era uma pressão da energia: percebi que o esquizofrênico conhecia esta pressão das correntes energéticas descendentes e que isto estava ligado à fixação oral. Tive a oportunidade de poder fazer a experiência destes movimentos de energia em meu próprio corpo.

Progressivamente, dei-me conta de que, quando um processo dinâmico se apagava sem a ajuda de um terapeuta, instalava-se a confusão e seguia-se uma verdadeira deterioração orgânica; a estase e uma má-circulação de energia aconteciam. Compreendi por que a maioria dos esquizofrênicos perde seus dentes e por que seus órgãos se deterioram. A causa destes fenômenos reside em má-circulação da energia (a estase) e no fato de que assim as células são mal-alimentadas pelo sangue oxigenado. O conceito de couraça tissular é fundamental para se compreender o sentido destes fenômenos. A estase faz o papel de uma esponja que conserva a má energia e os maus fluidos. Como estas camadas de estase não eram eliminadas, o sangue novo não podia penetrar nestas zonas. O conceito de estase me permitiu compreender a deterioração fisiológica presente no esquizofrênico. Esta estagnação ocasionava múltiplos problemas. Convém notar o que na época entendia-se por "estase". Para mim, a estase era uma pressão fluídica. Quando comecei a falar sobre isto com um analista reichiano, ele observou: "É estranho, quando você fala de estase, você pensa em fluido. Wilhelm Reich pensava na energia." Respondi: "É exato, trata-se de um fluido energético!". Eu havia descoberto a estase pela observação do comportamento do fluido no interior do organismo, e foi-me necessário um certo tempo para que eu conseguisse perceber que se tratava do fluido energético. Efetivamente, a potência do fluido provinha de sua carga energética. Compreendi o que era o fator X que o Doutor Olesen descobrira trabalhando com o fluido. Quando dava injeções de fluido nas membranas, ele não obtinha o resultado esperado. Concluiu então que devia haver um fator X, presente no fluido, que provocava a pressão: era a energia. A dor psicossomática resultava da pressão do fluido energético sobre as membranas. As injeções de solução fisiológica de sódio do Doutor Olesen não provocavam dores psicossomáticas, pois elas não continham bioenergia.

Agora cheguei naquilo que chamamos, na teoria biodinâmica, de princípio plasma-farádico. Uma série de estudos de casos me levaram à seguinte teoria: a energia tem capacidade de provocar a contração. Se o fluido está muito carregado de energia, isto é, se uma estase de energia atraiu uma estase fluídica, sua capacidade de contração é muito grande. A pressão do fluido energético se opera do interior sobre as membranas e aí se junta uma pressão espástica das membranas para o interior. Manifesta-se então uma dor psicossomática intolerável. Por outro lado, com a couraça tissular, este fluido energético tem um efeito irritante. Compreendi com isto os fatores que eram a causa das dores psicossomáticas e da irritação dos tecidos cerebrais em particular. Compreendi como o fluido energético irritava as membranas das células cerebrais e provocava alucinações. Se o sistema nervoso central e o aparelho motor são influenciados, os membros se agitarão entre si. Se os canais auditivos ou visuais são tocados pela pressão do fluido energético, manifestam-se alucinações por ativação interna. Os fatores irritantes da couraça tissular então afetam consideravelmente o funcionamento dos sistemas perceptivos. Isto se produz todas as vezes que são desencadeadas emoções, pois o fluido energético então sobe à cabeça.

5. Da teoria da libido à teoria da energia cósmica

A relação entre a couraça tissular e a "força" (que hoje chamamos de "bioenergia") me permitiu compreender uma infinidade-de coisas. A força dinâmica, proveniente das profundezas orgânicas, provocava uma pressão sobre as membranas das camadas de estase e ocasionava dores psicossomáticas, sintomas neuróticos, um desequilíbrio do sistema neurovegetativo que se manifestava sob a forma de angústia, pressão emocional e impressões de horror. Notei esta "força" em meus pacientes e a percebi em mim mesma: era uma verdadeira "força" energética que não podia ser contida. Dei-me conta de que somente a psicofarmacopéia conseguia parar estes fenômenos energéticos muito potentes, ao criar uma couraça tissular artificial que vinha se reunir à couraça tissular já existente.

No tratamento fisioterapêutico, no Instituto Bülow-Hansen, eu notara que deixávamos que se manifestasse uma força dinâmica muito potente a partir de quando dissolvíamos a couraça muscular, e que convinha prosseguir o tratamento até o fim, pois então se produzia uma reação em cadeia. Em terapia existia uma dupla dificuldade: o paciente não podia mais passar sem o seu massagista, por causa desta reação em cadeia e da necessidade de liberar sempre mais esta "força" e o terapeuta continuar o tratamento até o fim (um problema, quando ele próprio também estivesse doente...).

Refletindo sobre o fluido energético eu me perguntava: "O que é a energia?" "Que papel têm o anion e os cátions?" "A energia é negativa ou positiva, ou ambos?" Um dia, compreendi que aí existiam manifestamente duas energias: uma energia ascendente, emocional, e uma energia descendente. A energia ascendente provinha das profundezas do corpo e a energia descendente parecia originar-se da parte mais alta da cabeça. Eu havia pressentido esta, como disse anteriormente, como sendo uma pressão em direção à zona oral. Eu estava fascinada pela potência extrema desta energia. Compreendi por que a criança tinha tal força na boca: uma força realmente fantástica; e tão intensa que eu não podia simplesmente imaginar que ela viesse do corpo. Desde que esta energia parecia provir do mais alto do crânio, de onde ela poderia vir? De repente, entendi que ela devia vir de cima, e que se tratava de uma energia cósmica. Compreendi por que, quando os esquizofrênicos sentem esta energia em sua cabeça, eles acham que esta energia é enviada do exterior para seu crânio. Simplesmente interpretavam este fenômeno de maneira paranóica. Quando eu mesma a sentia, não interpretava, simplesmente sentia que uma energia de natureza cósmica entrava por aí. Esta força cósmica era mal-interpretada, apenas. O problema era duplo, no esquizofrênico: as defesas e o encapsulamento haviam naufragado em seu papel inibidor, ao mesmo tempo contra a energia ascendente proveniente das profundezas do corpo, e contra a energia descendente, proveniente do cosmos. Por causa do fracasso do recalcamento, produzia-se uma verdadeira "salada" emocional, uma mistura de recalcamentos, de ódio, de fragmentos psicóticos e de sentimentos de perseguição, resultante do efeito de subida do ódio e de sua raiva mortal (projeção). Também entendi por que a terapia "racional" era ineficaz: os esquizofrênicos recusavam-se a crer que era um erro de sua parte e que lhes parecia somente perceber algo que não existia. Na verdade, eles realmente sentiam esta força, esta pressão da energia em sua cabeça. A força libidinal, que havia deformado minhas "belas pernas", quando se manifestava na cabeça podia ocasionar deformidades na própria cabeça, se a energia não chegava a passar através da camadas de estase e a circular, o que provocava deteriorações psicológicas consideráveis por causa da pressão fluídica e da má-circulação do sangue. Esta força podia chegar até a destruir os tecidos cerebrais.

Um dia, entendi que era a energia cósmica. Perguntava-me: esta energia é proveniente dos ânions ou dos cátions? Ela é positiva ou negativa? É alcalina ou ácida? De repente compreendi que a energia cósmica provinha dos cátions e que era meio alcalina. O que me permitiu isto é que a energia cósmica (descendente) não provocava pressão se estivesse liberada e se pudesse circular na superfície da pele. Ela ocasionava então sensações de prazer e de euforia. Então fiqui muito interessada nos narcóticos que provocam a euforia, e pude compreender que estes deviam ser alcalinos ou catódicos. Isto mais tarde foi confirmado por pesquisadores em Fisiologia. A libido era assim uma energia cósmica que em circulação pelo corpo ocasionava o prazer. A energia cósmica acariciava os tecidos, as zonas erógenas, e assim provocava as sensações de prazer. Chamei a energia cósmica de "narcótico eufórico do corpo". Foi somente quando esta energia descendente não se escoava normalmente em função dos bloqueamentos que a pressão se tornava tão forte, que a energia era interpretada como uma força hostil, enviada do exterior. A maioria das pessoas sadias sente esta energia, mas como não há resistência, ela circula. No esquizofrênico, a resistência entra tão fortemente em conflito com a energia cósmica que esta se acumula e provoca todos os problemas comuns. A energia circula e dá o prazer numa pessoa sadia, mas no esquizofrênico, em razão da couraça tissular que oferece uma resistência muito grande à livre passagem da energia cósmica, ela é percebida como "horrível".

Fui então a Ola Raknes para falar-lhe de minha teoria. Expliquei: "O senhor não deve ficar achando que eu seja esquizofrênica, mas agora estou achando que a libido é uma energia cósmica". Raknes não respondeu nada. Levantou-se e saiu. E eu dizia para mim: "Ah! Meu Deus, ele está achando que eu sou esquizofrênica e não quer ter mais nada a ver comigo!" Um medo irracional, mas também um tanto racional, tomou conta de mim. Mas ele voltou rapidamente trazendo um artigo de Wilhelm Reich intitulado: *Da teoria da libido à teoria da energia cósmica.* No mesmo instante senti o mundo desmoronar sobre minha cabeça. Eu estava achando que era a única a ter descoberto esta teoria fantástica! Mas muito rapidamente me interessei pela teoria de Reich, desenvolvida até a proposição de uma precisa teoria sobre as origens da vida, o que vinha a confirmar minhas hipóteses. A teoria das origens da vida é a seguinte: desde que a energia cósmica é "negativa" (−) e pulsionada pelos cátions e que a solução fisiológica de sódio é ligeiramente ácida (+), produz-se uma relação especial de + e −. Este fenômeno existe, por exemplo, na água do mar, que contém grande quantidade de energia cósmica. Mas isto ainda não é a criação da vida. Isto se produz apenas quando as proteínas intervêm; as proteínas são catódicas e vêm funcionar como a resistência de um aquecedor elétrico. Convém que a energia elétrica esteja acumulada até certo ponto para que seja possível ver-se produzir a luz ou o aquecimento. Se não há resistência e se a energia passa, nada pode ser visto ou sentido. Da mesma forma, com o esquizofrênico, não foi possível agarrar a existência da energia cósmica senão por causa da resistência e da acumulação desta energia. No que diz respeito à origem da vida, o aparecimento do enxofre ou das proteínas que constituem uma resistência, permite a acumulação de importantes quantidades de energia cósmica, a qual, a partir de um certo nível, desencadeia a contração. Eu realmente havia observado que a energia cósmica nas proteínas provoca a contração, e que a energia cósmica nos tecidos musculares também provoca a contração.

O Doutor Olesen desenvolveu uma concepção especialmente interessante: "o exercício pelos repouso". Isto é, quando uma pessoa repousa, os músculos se exercitam de uma certa maneira. Um animal que não utiliza seus músculos (por exemplo, um cão amarrado), não perde seu tônus muscular. Eu própria tive esta extraordinária experiência: quando repousava, senti a energia passar em minhas pernas e os músculos delas se tornarem tônicos. Depois de muitas séries de repouso em que eu sentia esta energia chegar às pernas, estas retomaram suas belas formas e reencontraram seu tônus normal. Eu não fazia nenhum exercício, só este repouso! E desenvolvi a teoria: a própria energia ocasiona a energia e uma contração que permite a existência da vida. Como a energia é pulsante e chega em ondas, no protoplasma se produz uma alternância de contração e de expansão (relaxamento). As próprias proteínas têm esta capacidade de contrair-se, elas têm uma pulsação. Esta é a teoria da origem da vida — era "minha" teoria. Fiquei muito surpresa ao saber que Reich também a tinha descoberto — e antes de mim! Mas numa segunda etapa achei isto prodigioso, pois estávamos numa mesma via de compreensão da essência da vida.

Eu gostaria de dar mais alguns detalhes sobre os dois casos que são encontrados quando se estuda a pressão fluídica nas membranas. Em um caso, o fluido está carregado de energia; em outro, a energia retirou-se e só resta o fluido estagnante. Usamos dois conceitos para descrever estes fenômenos. A pressão de "transudação" é o processo ativo, que provoca a contração das proteínas, das membranas e das fibras musculares. E a pressão de "distensão", o processo mecânico, quando a energia retirou-se só resta o fluido que faz pressão sobre as membranas. Estes dois tipos de pressão provocam um desequilíbrio vegetativo.

6. A solidificação

Compreendi que as deformidades que afetam os doentes mentais são o resultado do que chamo de solidificação secundária. Encontramos em primeiro lugar a encapsulação, as defesas fisiológicas, a couraça muscular e a couraça tissular: a energia é estática. Quando as defesas fracassam, aparece a dinâmica energética. A energia passa ao outro lado da encapsulação e pulsa em direção à superfície, até que ela seja novamente bloqueada pela couraça tissular. A força dinâmica da energia se acumula, atrai mais fluido, e isto ocasiona as deformidades. Estas se solidificam pela gordura e pelas infiltrações nos tecidos conjuntivos (edemas, celulite). É assim que se instala a solidificação secundária. Então, dois fenômenos patológicos podem se manifestar: seja o edema (energia demais nos tecidos), seja a constrição (muito pouca energia). A qualidade dos tecidos está consideravelmente afetada, aparecem os sintomas: deformidade, congestão dos órgãos, disfuncionamento, atrofia dos tecidos, arteriosclerose, nevrite e até hemorragia cerebral. Pode-se notar aqui como a influência da força dinâmica da energia tem papel importante na gênese dos problemas tratados pela medicina geral.

Na época me interessou muito a questão do processo do envelhecimento. No decorrer do tratamento por massagem, quando trabalhávamos os músculos profundamente, liberávamos a força dinâmica latente; mas quando as camadas da superfície estavam ainda bloqueadas, os pacientes envelheciam antes do tempo. Seu rosto enrugava, eles pareciam mais velhos ou engordavam. Estávamos muito conscientes deste fenômeno, que chamávamos de "a aparência parassimpática". Hoje, sabemos como impedi-lo, mas naquela época, muitos pacientes tratados pela massagem dinâmica tomaram esta aparência parassimpática, com a pele acinzentada. Eu me preocupava, ficava muito perturbada com este fenômeno, que também apareceu em mim. Eu o sentia muito especialmente quando me estendia e deixava o processo dinâmico agir. A clivagem entre a dinâmica profunda e a camada de superfície é muito importante. Já falei sobre os movimentos da pélvis que apareceram quando eu estava em terapia com o Doutor Houge: não se manifestava nenhum sentimento libidinal ou angústia, só os movimentos nos músculos. E mais além um pouco há também o fenômeno da língua que saía da boca; neste caso também não havia nenhuma sensação de prazer ou desprazer, era uma energia dinâmica muito potente, agindo desde as profundezas somáticas. Existia uma clivagem entre a dinâmica e as camadas de superfície, ligadas à consciência e ao Eu. Compreendi por que os esquizofrênicos relutam em levantar de manhã: eles reencontram a dinâmica que opera por eles para libertá-los, mas estão aprisionados pelas camadas da superfície.

Aos poucos fui compreendendo que o processo esquizofrênico tinha sua origem na dinâmica profunda, e tinha como finalidade a eliminação de todas as repressões e a libertação de todo o ser. Sua doença resultava do fato de que o processo profundo de liberação havia começado, mas que as possibilidades de ser livre não existiam.

Um dia, estendida sobre o divã do Doutor Houge, ele me perguntou: "Quando você poderá considerar o tratamento terminado?" Respondi: "Quando eu puder me estender tranqüilamente, sem sobressaltos pelo corpo, sem reflexos orgásticos, estando simplesmente estendida; quando a clivagem entre, de um lado, os movimentos cinestésicos provocados pela pressão e a mobilização interna da energia que se pôs a circular de novo e, de outro lado, quando o bloco das repressões ancoradas nas camadas da superfície tenha cessado, quando a energia estiver liberada e eu tiver me tornado consciente, então terei terminado minha terapia."

Falarei um pouco de minha terapia com o Doutor Houge, pois ela me permite ilustrar minhas teorias. Ele dizia descobrir em mim camadas sucessivas de sexo e agressão. Eu estava estendida sobre o divã e ele me pedia para simplesmente respirar. Às vezes ele colocava meu maxilar inferior para a frente para respirar. Em certa ocasião de minha terapia, um estranho fenômeno manifestou-se — quantidades imensas de líquido começaram a escorrer de minha vagina. No início chegamos a pensar que fosse urina. Mas este fluido não tinha cor nem cheiro. Durante seis meses, em cada sessão, o fenômeno do escorrimento do líquido aparecia e era preciso colocar um plástico sobre o divã, e muitas vezes, o líquido escorria para o chão — era preciso enxugar. Estávamos muito espantados com isto e, durante certo tempo chegamos a pensar que era urina. Mas não, eu notava que o líquido provinha de meu útero. Eu tinha um diafragma e o líquido o empurrava e abria uma passagem para a vulva. Mais tarde me pareceu claramente que a auto-regulação psicoperistáltica havia completado minha terapia. A própria energia da vida me havia "curado".

Durante este período, quantidades de desejos e de sensações sexuais remontavam à consciência, assim como muitos conflitos sexuais ligados a meu pai. Meu pai era muito influenciado pelo Oriente e desejava tanto que eu tivesse uma saúde perfeita e dentes perfeitos que me forçava a comer pão preto. Ele era tão severo que minha mãe, a governanta e a babá tinham que enfiar este pão à força em minha boca, por ordens suas. Toda vez eu gritava e chorava. Eles me apertavam o nariz para eu engolir. Com o nariz e a garganta assim bloqueados (pelo Doutor Houge) eu voltava a sentir todo o sofrimento que se inflinge às crianças sob o pretexto de dar uma boa educação. Meu pai também fazia me servirem novamente toda a comida que eu houvesse recusado até que a comesse toda. Ele queria assim me ensinar a obediência. Eu me tornei uma garotinha muito boazinha, muito sabida, muito obediente, que trabalhava bem na escola, muito polida, mas eu não tinha mais "força", não tinha mais uma vida verdadeira em mim. Meu rosto não tinha brilho. Agora compreendo que toda a bioenergia, toda a força de vida em mim, havia sido reprimida. Hoje também compreendo que, mesmo que meu pai às vezes dissesse o quanto tinha orgulho de mim, quando olhava para minha irmã (que não havia sido reprimida e que era muito viva), uma verdadeira alegria se manifestava em seu rosto. Contudo, minha irmã não era polida nem obediente — ela era atrevida, independente. Até nosso cachorro, um pastor escocês, que meu pai havia educado tão bem que ele podia ficar esperando na porta durante horas apesar do tempo muito frio (e na Noruega faz frio!); meu pai o apreciava muito. Mas ele ficava ainda mais alegre quando via algum outro cão, turbulento e transbordante de vida. Meu pai havia reprimido minha personalidade primária e criado em mim uma personalidade secundária. A personalidade secundária é a expressão do choque na luta pela vida. A energia está encapsulada e o contato com a bioenergia foi perdido. Compreendi que minhas sucessivas terapias, com Ola Raknes, Aadel Bülow-Hansen e o Doutor Houge, haviam tomado a iniciativa de fazer naufragarem os planos de meu pai. Todo o trabalho terapêutico está ali para desmontar a mecânica trágica da educação que pretende transformar as crianças em adultos miniaturas, em lugar de deixá-las se tornarem elas mesmas. Foi uma enorme tarefa desbloquear a energia em mim. Mas, agora que esta energia havia começado a se movimentar, nada podia mais fazê-la parar. Eu estava bloqueada, mas fui ajudada em meu movimento para a liberação. O problema do esquizofrênico é que ele não recebe uma ajuda real. O processo da liberação da energia não foi despertado nele pela terapia, mas começou sozinho. Os esquizofrênicos, portanto, encontram-se sem auxílio, sem defesa, desesperados, incompreendidos.

A partir de então, forjei os conceitos de personalidade primária e de personalidade secundária. A personalidade secundária só possui a energia fisiológica, a bioenergia foi encapsulada, a personalidade recalcada. Interessei-me especialmente pelo processo esquizofrênico pré-mórbido. No processo esquizofrênico, a encapsulação explode e todos os recalcamentos vêm à superfície, acompanhados de toda raiva desenvolvida durante os anos em que a personalidade foi recalcada. O ódio recalcado se torna dinâmico. Portanto, este é um processo de purificação, de limpeza, que é uma terapia natural, mas que falha e se encerra pela solidificação secundária. Nos hospitais, quando a raiva e o ódio aparecem, os enfermeiros e os médicos reagem reprimindo-os novamente.

Notei também que nos esquizofrênicos do tipo "simplex", a energia não era muito potente e eles se resignavam; os conflitos eram muito fortes. Os catatônicos fechavam-se na teimosia; os hebefrênicos eram especialmente bloqueados pela solidificação secundária. Eles assim estavam detidos pela estase, os fatores irritantes da couraça tissular: a energia subia à cabeça.

Interessei-me então especialmente pelo "capricho", a teimosia da criança. Compreendia que isto era o aprendizado da vontade livre. No capricho, o rosto da criança é a expressão da liberdade. O assunto do capricho não tem a menor importância, é um movimento de evacuação das introjeções parentais repressivas, do superego, das duras palavras dos adultos. As crianças seguem simplesmente um movimento natural de seu corpo. Lembro-me de uma menininha que exigia, aos pontapés e aos berros, um casaco de peles, pelos trinta e cinco degraus da escada de uma loja. Pouco importavam os argumentos de sua mãe, ela queria seu casaco de pele. Ela suava muito quando a mãe cedeu, mas havia vencido. Ela exercia assim sua vontade. Uma outra história: uma menininha de três anos pedia coca-cola. Os pais lhe disseram que ela não teria a coca-cola, mas sim leite. Ela berrou durante uma hora, até que o pai lhe deu um copo de coca-cola. Aí ela começou a berrar de novo: queria leite!

Se os caprichos são reprimidos, a personalidade secundária se instala, a vontade é aniquilada. No processo esquizofrênico, as defesas falham, a personalidade primária não pode ser recalcada, sufocada por muito tempo: ela retorna à superfície num grande choro.

E depois tudo se bloqueia.

Outra coisa me interessou em especial. Eu tinha uma boca muito rígida, por causa de minha fixação oral. Quando as crianças brincam fingindo-se de trem ou de carro, fazem ruídos com a boca e seus lábios vibram. Ora, eu não conseguia imitar o som das outras crianças. Impediam-me a solidificação do músculo anular da boca e a insensibilidade daí resultante. Um processo muito longo para distender estes músculo e liberar a energia bloqueada na zona oral começou no tratamento com Aadel Bülow-Hansen. À medida que minha boca se liberava, liberavam-se o peito e o sexo. No início a energia era neutra e só ocasionava os movimentos. Depois o prazer começou a surgir. Era extraordinário. Depois de um longo período em que me senti tão cansada que cheguei a pensar em parar com o tratamento, todo meu corpo se tornou doce como glacê de açúcar. Eu podia sentir por todo o corpo minhas células, como porções de glacê. Eu me derretia toda. Por muito tempo eu declarava a minhas amigas: "Ai, estou tão cansada!" e depois isto tinha virado: "Ah! eu quero te dizer uma coisa: estou me sentindo derreter..." E respondiam: "Mas claro, você está tão suave!" Eles não podiam entender que eu me sentia realmente, em cada célula de meu corpo, como um açúcar que se funde. Eu sentia toda a libido que invadia meu corpo e começava a compreender a diferença entre o orgasmo local e o orgasmo total. O orgasmo total implica uma pulsação harmoniosa de todas as células. Mas quando a couraça muscular e a couraça tissular estão sólidas, é impossível.

Eu estava agradavelmente impressionada: descobria que a sexualidade era algo muito doce, e que ela existia em meus braços, em meus dedos, em todo meu corpo. Mas, para lá chegar, eu tivera de passar pela experiência da deformação de minhas pernas e pela percepção do conflito em todo meu corpo.

Um dia senti que a pressão no interior de minha boca se reduzia quando eu fazia barulhinhos como os de um bebê. Eu sentia uma energia muito suave que acariciava minha pele e descia ao longo do queixo, ao longo de minha garganta. Era uma experiência maravilhosa, um sentimento muito agradável: eu o chamava de carícia do zéfiro. A pressão interna desapareceu. E de repente surgiram minhas lembranças: eu estava no berço, fazendo estes barulhinhos de bebê com a boca. Eu degustava este imenso fluxo de prazer em meu corpo, tão suave, quando brutalmente, apareceu o rosto de meu pai. Ele gritou e me bateu de leve no rosto ordenando que eu parasse imediatamente. A coisa parou efetivamente, e eu perdi meu prazer.

Alguns dias depois de ter revivido estas lembranças, coloquei a questão para minha mãe. Ela respondeu: "Não" e me levou a uma salinha separada. Ali ela me explicou que não queria que meu pai escutasse (ele estava no aposento quando coloquei a questão). Contou-me que na época em que eu ainda era bebê meu pai estava separando-se de seu próprio pai, meu avô, um homem muito autoritário a quem ele devia suceder na direção da empresa. Meu pai estava então afetado por problemas psicossomáticos muito intensos, sérias dores de cabeça e não suportava meus barulhinhos à noite. Ele me fazia parar muitas vezes e com violência. Por outro lado, sua concepção de educação era de que a criança deve obedecer. Minha mãe também explicou que no começo, ele se levantava da cama e me sacudia e que mais tarde, ele só precisava dizer em voz alta: "Não! Não! Pare!" e eu parava com sua ordem. Eu não tinha mais que poucos meses de idade. E meu pai estava muito orgulhoso por me educar tão bem. Compreendi que eu havia perdido a libido por esta época. Durante todo o período que precedeu a redescoberta de minha libido, eu sentia frio. Parece que a ansiedade se manifestava assim, primeiro pelo prazer-angústia, em seguida a impressão de um fogo por todo o corpo, e depois o conflito no interior dos tecidos se tornava tão intenso que meu corpo esfriava. Reich também fala da "energia fria". Eu achei que era o fim de minha neurose, mas não foi bem assim. Ainda teve mais. A fixação oral então se manifestou com um prazer muito intenso. A intensidade aumentou a tal ponto que, quando estava estendida, eu não sentia mais limites em volta de meu corpo, não passava de um campo de energia com um pólo de suavidade extraordinariamente agradável no centro: a boca. Chamei este fenômeno de "paraíso oral". Compreendi que a criança sentia seu corpo como um campo de energia em torno de um núcleo de suavidade: seus lábios. É a mesma coisa porque na relação sexual é possível sentir os órgãos genitais como um ponto central a partir do qual irradiam uma suavidade e um prazer extraordinários; o mesmo que para um indivíduo fixado na oralidade, o centro é a boca. É este o porquê de quando uma pessoa tem uma fixação oral, ela é frígida ou só pode sentir um orgasmo local. Agora tudo se unificava em mim. Eu tinha necessidade de ficar estendida por horas sem ser perturbada. É o mesmo para um esquizofrênico que tem uma fixação oral muito forte: muitas vezes ele não tem limites de corpo e pode permanecer estendido por horas, num estado incompreensível para as pessoas "normais".

No entanto, as coisas não haviam terminado para mim. Um dia em que eu estava estendida, o prazer desapareceu de repente e minha boca se tornou muito dura. Tive vontade de chorar. Eu tinha perdido meu paraíso oral, meu doce prazer. Senti que minha boca tentava se agarrar ao seio e que o seio me fora retirado, que era preciso lutar para poder reencontrá-lo, para poder tê-lo. Fui até minha mãe e lhe perguntei: "Quando eu era bebê, eu queria me agarrar ao seio com minha boca, com todas as forças?" Minha mãe respondeu: "Como nós os adultos somos burros! Vou contar: eu gostava tanto de você, achava você tão doce e tão esperta que cada vez que eu dava o seio — e você foi amamentada durante nove meses — eu o retirava para que você lutasse para tê-lo de novo. Você ficava toda vermelha. E você era tão esperta e tão bonita! Eu fazia isto como um jogo, e era uma satisfação para mim, um grande orgulho ver você tão jovem e tão forte!" Perguntei: "Você fazia isto com freqüência?" Ela respondeu:

— Umas três ou quatro vezes por mamada.

— Quando foi que você começou?

— Comecei desde os primeiros dias depois de seu nascimento, até que você deixasse de mamar, com nove meses.

E foi assim que eu fiquei com uma tão forte fixação oral. Eu antecipava a interrupção do prazer e não podia me abandonar a ele. Quer dizer que no momento em que eu encontrava o bico do seio, eu não podia me deter ali; eu ficava esperando que ele fosse retirado a cada momento. Um reflexo de sobressalto havia-se instalado em mim e a libido não podia fluir convenientemente. Portanto, eu havia perdido a libido em minhas primeiras semanas de vida.

Um outro fenômeno tem primordial importância em mim. Desde minha primeira terapia com Ola Raknes, vi-me em contato com o problema de minha teimosia. Eu encontrava esta polaridade "teimosa" em mim, como um animal selvagem dentro de minha cabeça. Isto não ia nunca até a raiva, mas eu a chamei de a "teimosia Eu-mesma". E isto me permitiu compreender a chave da esquizofrenia. O esquizofrênico teima em desejar permanecer unificado, apesar da introdução de uma clivagem entre sua personalidade primária e sua personalidade secundária. Percebi até que ponto o período dos caprichos é fundamental para o desenvolvimento da criança. É o estágio mais importante depois do estágio oral. O capricho está ligado à afirmação do Eu e à fixação anal.

Algo de muito importante apareceu em minha terapia com o Doutor Houge: o animal selvagem dentro de minha cabeça, a "teimosia do Eu-mesma", que se transformou numa bola de energia no centro de meu cérebro. Notei que cada vez que nascia um conflito entre uma personalidade primária e uma personalidade secundária, esta bola aparecia. Ela era realmente o sinal do conflito interior: eu tinha sido sempre tão meiga e tão obediente... e de repente a vontade de dizer "não" reaparecia. Esta bola de energia dentro de minha cabeça era realmente surpreendente. Lembro que um dia uma mulher que havia sido hospitalizada por "episódio psicótico" me contara: "Tudo começou assim: tinha uma bola de energia dentro de minha cabeça e um dia ela explodiu." Este foi um período muito fecundo para mim: eu desenvolvia todos os esboços sobre minha teoria da esquizofrenia. A bola de energia se transformou num movimento especial da língua saindo de minha boca. Isto só acontecia quando eu relaxava e deixava a dinâmica interior prosseguir em seu processo. Como eu era muito ativa, ninguém podia suspeitar da existência de tais fenômenos em mim; era somente na intimidade, só em meu quarto, que eu tinha este tipo de experiências estranhas (ou também com o Doutor Houge).

Uma outra experiência muito especial que este médico não gostava nem um pouco era a seguinte: quando eu relaxava profundamente, meu coração começava a bater tão forte, que se poderia pensar que era um motor. Um dia, deu-se a explosão e dali saiu uma raiva enorme. Assim, quando eu relaxava, as defesas tombavam e a raiva subia, ativando furiosamente o coração. Lembro-me do que acontecera ao Doutor Schultz, com sua técnica do *training* autógeno: três pacientes se estenderam tanto e tão bem que morreram sobre o divã com crises cardíacas. Evidentemente, quando se passa um certo ponto no relaxamento, ele se torna dinâmico e a parte vegetativa do ser aparece — não mais a parte emocional nem a memória. Mas o coração então entra num estado de crise, e se a expressão vegetativa não é favorecida, como ela o foi para mim no Doutor Houge, os riscos atraídos são muito grandes. Quanto mais eu entrava em contato com a libido em meu corpo, em minha língua, sobre minha pele, mais a espontaneidade vinha à superfície. Meus movimentos haviam-se tornado completamente imprevisíveis. Um dia, a bola de energia dentro de minha cabeça se deslocou em espiral em direção à base de minha língua e de repente gritei: "Mamãe!" Era a própria energia que, ao se deslocar, havia produzido o som "mamãe". Perguntei ao Doutor Houge: "O senhor escutou?" — "Sim." Isto me permitiu compreender a origem dos sons emitidos instintivamente pelos pássaros e os bebês. É a própria energia vital que ocasiona o movimento das cordas vocais e cria o som.

A energia libidinal se acumula, produz-se uma tensão e o som se torna de repente a via de abertura, da liberação desta energia. O princípio de prazer se manifesta sob a forma de doçura, de surpresa, de deslumbramento. Eu fiquei muito orgulhosa: "aquilo" tinha dito "mamãe"! Compreendi assim as modalidades de funcionamento dos instintos. O instinto é a bioenergia que se agencia segundo algumas certas formas e influencia os músculos. A energia vital ocasiona uma pressão sobre os músculos e todo o ser tenta por todos os meios se livrar desta tensão e deixar esta energia fluir: está na própria origem da linguagem no corpo. Em primeiro lugar a energia se elabora, depois a energia é liberada e vem a se manifestar sob a forma de expressão sonora.

7. A teoria de Freud

Nesta época eu me sentia bem mais próxima de Freud do que de Reich. Eu nunca havia lido Reich, a não ser os artigos sobre a energia cósmica que ele descobrira por suas experiências de Física e de Astronomia. Eu própria havia descoberto a energia cósmica pela auto-exploração e por meu trabalho com os pacientes. Interessava-me especialmente pela teoria de Freud: a libido é a "energia da vida". As pressões sobre ele em sua época o haviam feito retornar em suas afirmações e esta concepção se havia tornado muito teórica em seus escritos ao ponto em que seus colegas se opunham a ele sobre esta compreensão "metafísica" do conceito de energia vital. Freud se havia resignado, enquanto Reich lutara por estas idéias. Eu também me sentia inclinada a me bater por estas idéias, mas porque eu era uma mulher com um ar tão infantil, tão "garotinha", não era levada a sério. Eu era anônima, uma mãe de família, uma esposa. Todavia, nesta época a teoria freudiana do desenvolvimento psicossexual da criança tornou-se muito importante para mim.

Aquilo a que Freud se referia não era somente real e verdadeiro no que se refere à psiquê, era real e verdadeiro nos próprios tecidos. A fixação oral é uma real acumulação da energia vital na boca. E a fixação anal é tão real também que uma pessoa pode estar completamente aprisionada corporalmente por ela. Para realmente compreender o significado disto, é preciso dissolver totalmente a couraça tissular. E para se chegar a isto, é preciso influenciar o ciclo vasomotor,[2] a circulação emocional ao nível do sangue. O conceito da permeabilidade das membranas tomou uma importância capital. A permeabilidade permite que a energia circule no corpo. Cada ciclo vasomotor incompleto, cada ciclo emocional não-terminado, acumula resíduos metabólicos nos tecidos, estoques de adrenalina que vêm a constituir uma couraça tissular. Se tudo isto é evacuado, se os tecidos são purificados, a energia pode passar através das membranas e circular harmoniosamente. Mas, a cada repressão, acumulam-se resíduos constituindo uma camada de couraça tissular. Esta estratificação dos recalcamentos sob forma de camadas superpostas de couraça tissular permite compreender a ausência de irradiação da pele que caracteriza os seres encerrados em sua personalidade secundária.

---

2. Reveja, à p. 52, a teoria da circulação do sangue.

A energia vital está "enterrada" profundamente sob a couraça tissular. Eu não teorizava os bloqueamentos em termos de segmentos da couraça muscular (na época eu não tinha conhecimento de sua existência), mas em termos de camadas estratificadas de couraça tissular.

Aconteceu-me então algo que me permitiu compreender a essência da teoria freudiana da libido. Um das diretrizes básicas do tratamento de Aadel Bülow-Hansen era nunca tratar os histéricos. Quando se massageava um histérico, os sintomas não paravam de se deslocar durante o tratamento: era como um balão cheio de ar, que se agita mas que não pode deixar sair sua carga interna. Tive a chance de ter uma paciente histérica. Enquanto a massageava uma tarde, vi aparecer um movimento de energia que se manifestou como uma onda vermelha que subia ao longo de seu peito, e que, em vez de se dirigir para a garganta e as cordas vocais (para exprimi-lo), partia diretamente para o alto da cabeça. Esta pessoa sofria de dores de cabeça histéricas. Aí entendi que a energia libidinal e a bioenergia subiam diretamente ao "cérebro". Na literatura psiquiátrica li que os sintomas não se deslocavam de acordo com o trajeto dos nervos. Compreendi que eles seguiam o caminho da energia no corpo. Eu tinha visto, verdadeiramente, a libido e a energia (agressiva no caso). O conceito freudiano de libido remetia então mais a uma energia real, visível sobre a pele: a energia vital. Compreendi que, como a energia não podia vir à garganta, ela subia à cabeça.

Pouco tempo depois, fui a um seminário que tratava da teoria freudiana dos instintos e da teoria freudiana da libido. A certa altura o conferencista disse: "...ninguém jamais viu a libido, a energia da qual Freud fala!" e, com alegria efervescente em mim, eu queria berrar: "Eu vi! Eu vi! Eu a vejo todos os dias!" Descobri então que a bioenergia segue a pele e as membranas. A energia circula nas membranas como cabos condutores de eletricidade. Mas quando a energia está bloqueada e a expressão se torna impossível, quantidades de fluido são enviadas a este local [3] e a estase se instala. Assim, quando trabalhei sobre o fluido com a massagem, eu agia sobre o sintoma e podia fazê-lo desaparecer sem provocar outras camadas de conflitos mais antigas. Decidi só trabalhar sobre o fluido e as membranas. Quando trabalhava sobre as membranas, liberava resíduos metabólicos, energéticos e químicos resultantes de ciclos vasomotores incompletos, e eles eram eliminados do organismo. Eu fazia assim uma psicanálise "manual" do corpo, completando o ciclo da circulação emocional ao nível do sangue, que havia sido inibido. Foi assim que eu vim a me ocupar só com as membranas.

---

3. A Lei da energia: "a energia atrai o fluido".

8. *A descoberta do psicoperistaltismo*

Parei de trabalhar no hospital de Dikemark nesta época. Meu marido queria que eu estivesse perto dele, em casa, e queria mandar fazer uma construção especial que me serviria como consultório profissional. Mas com isto não estando pronto, eu ficava muitas vezes em casa sem fazer nada. As crianças estavam na escola ou com os amigos, meu marido no trabalho, e eu tinha duas mulheres que cuidavam da casa. Eu praticava ioga, caminhava muito, fazia todos os tratamentos de pele indicados pelas revistas femininas, seguia a moda etc. Mas quanto mais passava o tempo, mais eu tinha um ar sofredor. Isto porque eu não me realizava em nenhuma destas atividades, eu só estava constrangida, para dar prazer a meu marido! Parei e me perguntei: "Em que posso empregar minha energia?" A tal construção anexa não tinha sido feita e meu marido não estava nada apressado em que eu trabalhasse! Despedi as empregadas e fui cuidar da casa. Levantava cedo, batia os tapetes no jardim, arrumava, limpava, fazia as crianças tomarem as vitaminas etc. Toda a família uma noite reuniu-se à minha volta e me suplicou: "Se te agrada, volta a trabalhar!" Pela primeira vez na vida, a família não só desejava que eu trabalhasse, como também me dava apoio. Falei com meu marido e ele disse: "Está bem, eu compreendo. Você precisa trabalhar. Vou construir o anexo da casa para você ter o seu consultório."

A construção levou mais tempo do que havíamos imaginado. Nesse meio tempo, uma das fisioterapeutas da escola de Aadel Bülow--Hansen pediu-me que pegasse seus clientes porque ela ia se casar e mudar de cidade. Eu não tinha jamais previsto trabalhar como fisioterapeuta. Eu queria utilizar os métodos de Aadel Bülow-Hansen, mas para fazer "análises reichianas" — afinal, eu era uma psicóloga clínica! E foi durante este tempo em que eu trabalhava como fisioterapeuta, esperando que o anexo ficasse pronto, que descobri o "psicoperistaltismo". Logo dei-me conta de que meu tratamento era potente demais para meus pacientes, dinâmico demais. Eles estavam habituados ao modo de tratamento da terapeuta que eu substituía, que era bem mais suave, menos dinâmico. Entendi que tinha de descobrir uma maneira de praticar esta massagem. Refleti sobre o que Freud havia dito: "Convém trabalhar sobre a parte do inconsciente que se encontra mais próxima do Eu." Fui pesquisar o que estaria mais próximo do Eu no corpo. Descobri que era a circulação emocional ao nível do sangue e, muito especialmente, do movimento de retorno pelas veias. Era também a estase fluídica e energética nos tecidos musculares. Portanto, decidi trabalhar apenas sobre as membranas dos músculos. Ora, cada vez que eu trabalhava com massagem sobre membranas musculares, eu escutava gorgolejos no ventre. Lembrei-me do que Aadel Bülow-Hansen repetia com freqüência: "Quando há ruídos peristálticos é bom." A uma certa altura, escolhi trabalhar só sobre as zonas do corpo que me permitiam obter ruídos peristálticos. Depois de cada sessão, os pacientes me explicavam o que eles ressentiam, e em cada vez contavam que a pressão interior de que sofriam havia diminuído durante a massagem, e aos poucos sua ansiedade desaparecia completamente. Desapareciam da mesma forma todas suas dores psicossomáticas e seus sofrimentos musculares. Os pacientes começaram a descobrir um novo fenômeno: eles se sentiam invadidos por sentimentos extremamente agradáveis, de suavidade, por todo o corpo. Estavam radiantes e eu, muito contente com meu trabalho. Compreendi que enfim tinha descoberto a parte do inconsciente corporal mais próxima do Eu. De fato, minhas massagens se haviam tornado a síntese das práticas de Aadel Bülow-Hansen, de John Olesen, de Reich e do método de massagem do tecido conjuntivo. Assim, no final de uma massagem, um paciente começava a falar de lembranças recalcadas que lhe haviam voltado à memória durante o tratamento.

Toda esta época foi realmente fantástica para mim, pois eu me dava conta de que acabava de descobrir aquilo que eu procurava há tantos anos. Seis anos antes, quando estudava com Aadel Bülow-Hansen, eu aprendera que para fazer a ansiedade desaparecer, era necessário influenciar o sistema vegetativo e provocar a descarga vegetativa (por exemplo, a diarréia). Eu considerava os choros como a descarga vegetativa oral. Eu observara que havia dois graus diferentes de descarga vegetativa — a primeira eram os choros acompanhados de suspiros e de gritos, descarga emocional que eu conhecia bem (Reich); a segunda, era a palavra pela qual os pacientes exprimiam seus problemas. Este era o caminho da psicanálise e da psicoterapia suave. Eu estava profundamente convencida da importância da terapia psicanalítica, da qual o processo catártico básico é a palavra, palavra que "alivia o coração", a descarga de seu tormento.

Lembrei-me também de ter lido um relatório de pesquisas feitas com pilotos da RAF durante a guerra. Tais pesquisas haviam mostrado que os pilotos que iam muito freqüentemente ao bar e que falavam abundantemente daquilo que viviam durante as expedições e bombardeamentos, no exame médico apresentavam menos problemas psicossomáticos e nervosismo que aqueles que "guardavam tudo dentro de si". O autor do artigo reportava também uma experiência feita sob hipnose com um antigo piloto da RAF que desde o fim da guerra sofria de torcicolo. Quando, sob hipnose, ele pôde descarregar por gritos o terror e as penosas emoções que vivera durante os ataques aéreos, seu torcicolo desapareceu. Então compreendi que havia duas maneiras de "descarregar". Uma era a via do alto, forte, emocional; a outra era a via suave, a palavra. Quando eu pensava na descarga de baixo, ou seja, a descarga vegetativa — a diarréia, eu me perguntava qual seria a via suave de descarga por baixo. Por toda minha prática terapêutica, eu me convenci de que o canal do "Isto" era o canal intestinal. Se acompanhamos a evolução das espécies, o animal mais simples é o unicelular, a ameba; depois o animal tubo, que é unicamente endoderme. Uma questão me vinha sempre à mente durante as massagens: de onde vem a energia pulsional que constitui uma parte do inconsciente?

A resposta foi ficando cada vez mais precisa para mim: a energia emocional é a energia primitiva, ela é proveniente da endoderma. Compreendi que não há nada mais primitivo do que o canal alimentar. Pareceu-me natural que o tubo digestivo estivesse em primeiro lugar, o lugar privilegiado da circulação da energia instintual. Comparei minhas hipóteses com as teorias de Freud e "peguei" a importância das fixações orais e anais que se encontram em cada uma das extremidades do canal digestivo. Há quatro vias de descarga no canal alimentar, que é também o canal primitivo de circulação da energia instintual. Duas vias ascendentes, que são a reação emocional pelo grito (via forte) e a palavra (via suave); e duas vias de descarga descendentes, uma sendo a diarréia (via forte) e a outra... Durante muito tempo eu não conseguia encontrar o que realmente constituía a via suave descendente, a descarga, e pensava muitas vezes: Deus ou a Natureza não podem ter sido criados como robôs. Se temos um patrão especialmente difícil, não é possível que toda a raiva que temos de reprimir pelo dia inteiro saia assim que chegamos em casa à noitinha; e é impossível que sejamos robôs, vítimas de nossas emoções. E eu achava que nem devíamos mesmo ter forçosamente necessidade de falar sobre isto. Eu me questionava mais especialmente sobre o fato de que indivíduos diferentes que tivessem sofrido o mesmo traumatismo reagissem de maneira diferente. Para uns, era a descarga emocional, para outros era o bloqueamento e as dores psicossomáticas e, enfim, alguns pareciam eliminar de maneira misteriosa os efeitos do traumatismo sobre seu organismo. Eu me perguntava por que alguns indivíduos se tornam neurotizados e outros não, e procurava sempre em mim mesma qual poderia ser a resposta às minhas questões. Escrevi, na época, centenas de páginas onde eu colocava e recolocava minha questão em todos os sentidos. Eu então levava uma vida muito difícil, uma vida dupla. Em casa, eu era a boneca, em sua casa de boneca, em torno de minhas crianças, meu marido e todas as coisas bem em ordem. De dia, eu trabalhava com meus pacientes de dez a doze horas. À noite era muito agradável voltar para casa, e como meu marido não gostava especialmente de discutir comigo, pois não tínhamos grandes coisas a dizer um ao outro já que ele não se interessava por minhas pesquisas, eu assim tinha todo o tempo para refletir, elaborar hipóteses, alicerçar teorias.

Todo este período de reflexão foi extremamente rico para mim. Eu encontrava de fato algumas dificuldades em minha própria terapia com Doutor Houge. Ele estava instalado em um novo consultório que partilhava com outros dois médicos e não queria que estes fossem perturbados por gritos. Ora, eu tinha chegado a um ponto em minha terapia em que tinha necessidade de gritar: "aquilo" gritava dentro de mim. Durante certo tempo ele colocava uma almofada perto de meus lábios para diminuir o som. Como não me era possível gritar como queria, o Doutor Houge sempre me pedia para expressar verbalmente o que se passava, em vez de gritar; mas eu não deixava de lhe repetir que era pré-verbal. Percebi que era impossível ir mais longe com ele. Contudo, fiquei muito reconhecida por tudo que ele havia feito por mim. Voltei então para Ola Raknes; passei um ano em terapia com ele. No intervalo entre minha primeira terapia-formação e a segunda, ele tinha mudado muito. De alguma forma, ele havia "passado para o lado dos pais". Quando eu me queixava de minha família, ele dizia com uma voz triste: "Ah! Pobres pais! E no entanto eles fizeram tudo que podiam para você!" Ele também considerava o grito um escape, um mecanismo de defesa. Continuei as sessões com ele, mas eu já sabia que precisava dar um outro espaço ao processo dinâmico muito poderoso que se manifestava em mim.

Era-me impossível deixar este processo dinâmico continuar em casa, e eu não conhecia nenhum outro terapeuta a quem pudesse ir. Meu marido adorava pescar e passear no campo; pedi que organizasse uma viagem às regiões do norte, próximo à Suécia. Partimos para esta longa excursão; eu sabia que lá poderia gritar. Foi bem antes da hora de meu "grito primal". Sentia em mim uma pressão tão forte que a única coisa que poderia me aliviar era gritar. O Doutor Houge e Raknes não tinham gostado muito de meus gritos, mas eu sabia que estava liberando certas pulsões do período pré-verbal. Quando chegamos àquela região de florestas, aconteceu algo dramático para mim. Tínhamos instalado nosso *trailer* numa clareira. De repente vi chegarem camponeses armados com fuzis e então, perguntei a meu marido o que eles faziam ali com os fuzis. Ele foi conversar e me explicou que havia lobos na floresta e que eles estavam dando uma batida para proteger seus rebanhos. Aí tive medo de ser tomada por um lobo e morta pelos camponeses, ou ser devorada por um lobo. Fui obrigada a ficar sentada e engolir mais uma vez meu grito primal. Eu me repetia sempre: "Tenho de achar uma saída para esta energia!" Eu me sentia profundamente desconcertada; contudo, estava tão habituada a funcionar muito bem em meu meio familiar que fiquei sentada perto do *trailer* com minhas teorias, meus papéis e, sobretudo, com minhas questões. Afinal, voltamos à cidade e foi então que descobri o psicoperistaltismo e a auto-regulação. Tudo começou primeiro em mim mesma.

Já falei desta extraordinária pressão que ressentia em torno da boca. Agora a pressão estava fixada na garganta e "aquilo" queria gritar. Ora, subitamente, um dia em que eu estava estendida, esta pressão começou a se dissolver e eu me senti invadida por um estado de doçura e de maravilhosa paz interior: era o movimento da libido suave. Entendi que era assim que a tensão nervosa "derretia". Primeiro a energia subia ao longo do canal emocional, depois ela descia de novo. Esta energia podia provocar o grito e a descarga, ou podia inverter-se num movimento descendente, harmonizante. Foi assim que descobri o que chamo daqui para a frente de "derretimento". O momento em que a energia ascendente se transformava em energia descendente era extraordinário. Compreendi que não seria mais vítima destes movimentos energéticos em mim. Este acontecimento foi determinante: eu havia tomado contato com este movimento de "derretimento" de minha energia e não tinha mais de sujeitar-me a esta força que compelia minha língua a sair. Compreendi que as pulsões profundas recalcadas tinham enfim chegado até o Eu. Foi assim que descobri minha "circulação libidinal".

Continuei a trabalhar com massagem em meus pacientes agindo unicamente sobre as membranas carregadas de fluido energético. Reduzindo a pressão deste fluido peristáltico, eu escutava os gorgolejos peristálticos. Assisti ao desaparecimento progressivo de todos os sintomas de meus pacientes. Terminei por perceber cada vez melhor o que poderia ser esta descarga vegetativa suave: uma noite, enquanto eu ainda não dormia, escutei o som peristáltico no ventre de meu marido. Era a resposta a minha pergunta: qual é a via suave da descarga vegetativa? E vi que não é necessário ao organismo passar pela diarréia para eliminar suas tensões nervosas, pois ele tem seu próprio mecanismo de regulação e de eliminação da tensão nervosa: o psicoperistaltismo. O canal instintual, emocional, o canal do "isto" é também a via da dissolução, do "derretimento" da energia emocional. Esta descoberta facilitou consideravelmente o trabalho com meus pacientes: eu podia regular a massagem a fim de que fosse dinâmica ou "mais tranqüila" segundo o que desejasse. Minha massagem tornou-se muito precisa, eu podia levar a consciência às zonas mais profundas, ou simplesmente dissolver as camadas que estivessem "maduras", isto é, as mais próximas do Eu. Este método de massagem baseada no princípio do psicoperistaltismo me permitiu também tratar os casos de depressão e de histeria que não tínhamos o direito de tratar com os métodos de Aadel Bülow-Hansen. Naturalmente, com este método eu não era sempre obrigada a entrar nas camadas profundas. A primeira pessoa a quem comuniquei minha descoberta foi o Doutor

80

Houge. Mas ele estava tão envolvido no trabalho com os métodos Bülow-Hansen que não compreendeu o que eu lhe dizia.

Eu lhe disse um dia:: "Mas Doutor Houge, o senhor não quer escutar a verdade?" Respondeu: "Gerda, você não deve tratar os depressivos e histéricos com massagem!" Tentei explicar: "Mas, Doutor, o senhor não quer compreender que eu descobri um método de tratamento que permite ajudar o organismo a eliminar suas tensões nervosas? Posso tratar os casos de depressão e histeria apoiando-me nesta função do peristaltismo!" Não obstante, não consegui interessálo por minha descoberta. Entendi o que Fleming deve ter sentido quando descobriu a penicilina — ele repetia a seus colegas: "Olhem! Vejam! Vejam o que eu descobri!" e eles só enxergavam uma coisa suja qualquer. Ora, o que ele via naquele pouquinho de sujeira era o alívio e a cura de milhões de pessoas. Eu sentia que havia descoberto algo análogo, mas que ninguém se dava conta.

Eu tinha uma tal vontade de falar do peristaltismo e de sua importante função, que falava disto a todos os meus colegas — mas ninguém compreendia o que eu dizia. Sentia-me no meio de uma ponte. Quando eu ia de um lado ver os psicólogos clínicos, eles me respondiam: "Você está muito avançada para mim, vá aos psicológos do comportamento, os experimentalistas!" Quando explicava o que havia descoberto aos psicológos experimentalistas, eles se recusavam a escutar-me, pois eu não passava de "uma psicóla clínica"! De fato, em Oslo reinava uma tal guerra fria entre os psicólogos experimentalistas e os psicólogos clínicos que eles haviam tido de separar-se e residir em faculdades diferentes. Eu estava no meio. Isto não chegou a ser trágico para mim: eu tinha uma vida muito agradável em casa, com minhas crianças e, por outro lado, o trabalho me dava imensas satisfações. Minha última tentativa de fazer entenderem minhas teorias foi explicá-las a meu cunhado, que era médico-cirurgião e neurologista. Expliquei-lhe tudo em detalhes. Disse: "Para que uma teoria seja realmente válida, é preciso que ela possa ser explicada em poucas frases." Repliquei: "Mas eu posso explicá-la em poucas palavras, é conveniente só que você aceite as premissas. É a energia vital!" Ele se levantou e saiu: "Isto não tem sentido nenhum!" Eu estava sempre com este problema de que, para explicar minhas teorias a alguém, era preciso fazer com que esta pessoa aceitasse literalmente o conceito de libido como uma energia no organismo. Ora, em Psicologia clínica, nós não estávamos autorizados a falar de "energia".

Um dia fui levada a descrever o tema de minhas pesquisas num registro na Universidade. O Reitor me pediu que reconsiderasse tudo o que eu havia escrito e exigiu que eu redigisse o tema de minha pesquisa suprimindo toda a referência ao conceito de energia. Fui obrigada a calar-me. Meus resultados terapêuticos falaram por mim. Obtive uma notoriedade excelente em Oslo. Tudo ia maravilhosamente bem para mim, tanto que eu não abri a boca. E mesmo, se eu quisesse falar de minhas teorias, não havia mais ninguém para escutar. Esta era a situação em 1962.

9. O princípio plasma-farádico e o princípio plasma-galvânico

Orientei, então, minhas pesquisas para as "ciências exatas". Apaixonei-me pela teoria eletrolítica. Entre outras, li uma tese que estudava as correntes eletromagnéticas nos fluidos do organismo. Estes trabalhos me permitiram elaborar e confirmar meus pontos de vista sobre a origem da vida. Minha concepção de energia se apóia sobre o princípio plasma-farádico e o princípio plasma-galvânico. Eu havia começado a utilizar o conceito de plasma-farádico enquanto assistia ao tratamento elétrico dos músculos em fisioterapia. Quando certos nervos haviam sido danificados e os músculos correspondentes não podiam mais ser movidos voluntariamente, a passagem de uma corrente elétrica no músculo provocava sua contração. Percebi que a energia nos músculos tinha efeitos análogos à corrente elétrica.

Já falei anteriormente de minhas "belas pernas" que haviam perdido suas formas e se tornado hipotônicas. Quando eu permanecia por muito tempo estendida, distendendo-me completamente, eu podia lentamente sentir a energia invadir meus músculos, e pouco a pouco retornar o tônus normal. Suas formas também retornaram. Compreendi que a própria energia vital dá o tônus muscular. A energia ocasiona a contração. A energia cósmica no organismo humano tem um movimento pulsante: isto quer dizer que ela ocasiona uma contração seguida de uma expansão. O Doutor Olesen havia falado também de "exercício pelo repouso". Ele descobrira que os músculos reencontravam mais facilmente seu tônus quando as pessoas repousavam do que quando elas estavam ativas. Por outro lado, ele havia observado que os animais acorrentados não perdiam por isto seu tônus muscular. Coordenando estes fatos, elaborei a seguinte teoria: a hipotonia e a resignação provêm da retração da energia. Se deixarmos o movimento da energia se fazer no repouso, esta energia vai preencher todo o corpo: é o que chamei de "circulação libidinal". Esta energia "quer" dar ao organismo em seu conjunto um tônus natural. Apaixonei-me por este fenômeno e o denominei de princípio plasma-farádico. O princípio plasma-farádico significa que a própria energia dá um tônus natural.

O segundo, é o princípio plasma-galvânico. Eu descobrira que a energia cósmica no organismo tem o poder de purificar os tecidos e de dissolver a couraça tissular. Encontrei a confirmação da existência desta capacidade galvânica. Quando estava na escola de fisioterapia, um dos médicos * havia falado da fisiologia da entorse. Ele explicava o fenômeno da inchação dos tornozelos desta maneira: proteínas saem da corrente sangüínea, amontoam-se e criam uma pressão osmótica pela atração de uma grande quantidade de fluido nestes locais. Se se utilizasse o tratamento galvânico, as proteínas e as substâncias coloidais seriam reenviadas às veias. A pressão osmótica e a inchação desapareciam. Compreendi que a couraça tissular também tinha um aspecto osmótico. Fiquei apaixonada pela questão de saber como dissolver a couraça tissular. Verifiquei que a energia cósmica no interior do organismo tinha o poder de dissolver esta couraça tissular, de purificar os tecidos! O movimento da energia cósmica no organismo também é, portanto, um processo galvânico de purificação.

A seguir, descobri que as coisas eram na verdade bastante mais complicadas. Contudo, estes dois princípios são ainda válidos para dar conta do que fazemos na massagem. Enfim, compreendi que a adrenalina e os hormônios sexuais funcionavam como cátions no organismo, ou seja, que elas formavam uma resistência que levava a energia a se acumular e preparavam descargas muito fortes. A adrenalina e os hormônios sexuais são fatores fundamentais nos processos emocionais, e é por isto, por exemplo, que os jovens são particularmente irritáveis na puberdade.

Foi nesta época que compreendi a importância da acumulação das camadas emocionais recalcadas sob a forma de couraça tissular. Os sintomas psicossomáticos e as dores de origem nervosa são provenientes da couraça tissular. Além do mais, observei que estavam estreitamente ligadas, de um lado a pressão do fluido energético nas membranas e nos tecidos superficiais (couraça tissular) e, por outro lado, a pressão fluídica no interior das paredes intestinais (couraça visceral). Esta foi uma época rica em descobertas e teorias. Foi precisamente nesta época que elaborei minha teoria da psicosemaníaco-depressiva.

10. *A teoria da psicose maníaco-depressiva*

Foi praticamente de maneira simultânea que descobri o psicoperistaltismo e elaborei a teoria da psicose maníaco-depressiva. No começo, quando trabalhava no fluido dentro das membranas musculares, eu acompanhava os progressos dos sons peristálticos unicamente com minha orelha nua. Desenvolvi a teoria da psicose maníaco-depressiva muitos meses antes de ter verdadeiramente um maníaco-depressivo como paciente (foi Oscar). Nesta época, meu pensamento se voltava sempre a tudo que havia visto no hospital psiquiátrico

---

* O Dr. Birger Tvedt, especialista em relaxamento e médico da equipe Olímpica.

de Dikemark e ao conceito de energia cósmica. Eu havia lido então a *Análise do Caráter* de Wilhelm Reich, e alguns de seus artigos sobre a energia cósmica. Eu me apaixonara pelas duas teorias que ele havia elaborado sobre a energia cósmica: a energia atrai o fluido e o fluido atrai a energia. As grandes concentrações de energia atraem as menores concentrações de energia até que o sistema chegue a um ponto de saturação; então, o sistema mais forte de energia redistribui ao menor. Estas duas leis me parecem fundamentais. Alguns pacientes apresentavam os dois tipos de dores de cabeça.

Não fiz a relação entre estas diferentes teorias e minha prática diária de massagem em meu consultório de fisioterapeuta senão bem mais tarde. A maioria de meus pacientes sofria de dores-de-cabeça. Observei que havia duas espécies de dores de cabeça. No primeiro caso, os pacientes se queixavam da existência de uma "força" presente no interior de suas cabeças, que pressionava sobre os ossos do crânio como se quisesse fazê-los explodir; no segundo caso, os pacientes se queixavam da existência de uma força exterior que se apoiava sobre diferentes zonas de seus crânios. Portanto, eram duas forças diferentes: a primeira, que partia do interior e empurrava para o exterior — chamei-a de força centrífuga; a segunda, que pressionava do exterior para o interior, chamei de força centrípeta. Estava profundamente intrigada por estes dois fenômenos.

Neste mesmo período, eu estava apaixonada pela teoria da agressão-depressão. A agressão é o movimento da energia cósmica para o exterior, o que se traduz no organismo por uma hiperatividade do sistema simpático; a depressão é o movimento da energia para o interior do organismo, caracterizada por uma hiperatividade do sistema parassimpático. Tudo isto me fez pensar nos doentes maníaco-depressivos, que apresentavam uma alternância de movimentos de agressão e de euforia, e de movimentos de retração da energia e de depressão. Eu também cuidava de uma paciente cancerosa. Esta pessoa tinha uma hipotonia muscular geral. A maior parte de sua energia era estática, estocada nas paredes de seus intestinos. Foi muito difícil mobilizar esta estase profunda, a fim de fazer retornar a energia aos músculos. Interessava-me muito especialmente pela direção do movimento da energia. Segundo minha experiência não haveria apenas uma ascendente e uma energia descendente, mas também uma energia que iria para o exterior e uma energia que iria para o interior. O movimento exterior-interior-exterior me parecia coincidir com a teoria psiquiátrica da polaridade agressão-depressão. Quando a pessoa não pode deixar sua depressão sair, ela se torna depressiva. Tudo isto me fazia pensar nos doentes maníaco-depressivos que passam de um dia para outro de um movimento de agressão e de euforia a um estado depressivo.

84

Eu havia observado com freqüência os maníaco-depressivos e notara que, quando estavam em sua fase maníaca, eles estavam muito bonitos, cheios de energia, o rosto luminoso, radiante. Na fase maníaca, estes psicóticos também pareciam extraordinariamente jovens. Compreendi que a energia atraía o fluido, carregava as membranas de superfície, e era a razão de sua aparente juventude. E, de repente, quando a energia partia para o interior, o rosto parecia enrugar-se como uma maçã velha. Eu chamava este fenômeno de "aparência parassimpática". Reuni estas diversas teorias, o que me permitiu compreender a causa das dores de cabeça de meus pacientes.

Esta questão dos movimentos centrípetos e centrífugos da energia me apaixonava. Eu então já tinha lido Reich e suas experiências com o orgônio. "A energia atrai o fluido e o fluido atrai a energia." Por exemplo, a energia se acumula na água dos lagos. Eu me debruçava especialmente sobre a noção do ponto de saturação. Para Reich, a energia é atraída das pequenas para as grandes concentrações até que o ponto de saturação seja atingido, quando a energia das grandes concentrações retorna às pequenas concentrações. De repente, pareceu-me que acontecia o mesmo com o maníaco-depressivo e que esta teoria da energia poderia muito bem explicar estas mudanças ocorridas ao nível da pele de seu rosto. No psicótico maníaco-depressivo as defesas musculares, as tensões, bem como a couraça tissular haviam afrouxado, seja por hiperprovocação, seja por acumulação e o movimento dinâmico da energia ia para o exterior; este processo continuava até que a energia atingisse o ponto de saturação e mudasse de direção. Isto permite explicar por que as fases mudam, alternada e rapidamente.

Eu me lembrava especialmente de duas maníaco-depressivas que havia conhecido em um hospital psiquiátrico da Noruega: elas organizavam festas gigantescas no hospital e levavam alegria a todo mundo. Mesmo o pessoal que cuidava dos doentes dizia que o trabalho seria realmente aborrecedor se não houvesse estes pacientes maníaco-depressivos. Vou contar agora uma historinha: um dia estas duas pacientes deixaram o hospital psiquiátrico e foram à cidade, onde compraram um conjunto de salão, um de quarto e uma cozinha completa, sem que ninguém suspeitasse de nada. Elas eram muito empreendedoras em sua fase maníaca. Nesta grande loja, só quando cada uma delas começou a experimentar e comprar quinze chapéus com plumas e flores é que os gerentes se inquietaram e chamaram o hospital. Na manhã seguinte, quando entrei no hospital para meu trabalho, as duas estavam irreconhecíveis. Pareciam muito velhas e seu rosto estava todo enrugado, contraído. A energia havia mudado de sentido. Na véspera, elas estavam no ponto mais alto de sua fase maníaca.

Nesta época, trabalhando como psicóloga clínica no hospital, eu ainda não havia descoberto o psicoperistaltismo e ainda não havia elaborado minha teoria da psicose maníaco-depressiva. De fato, o tratamento delas não era de minha alçada enquanto psicóloga. A teoria segundo a qual esta psicose seria constitucional, hereditária ou endógena, estava então, bem-estabelecida. Eu podia, em certa medida, compreender a esquizofrenia em seu processo energético e emocional. Mas eu ainda não compreendia o processo gerador da psicose maníaco-depressiva. Eu, aliás, me recusava a tomar pacientes maníaco-depressivos em meus grupos de psicoterapia em sua fase pré-maníaca, pois eles eram bastante perturbadores. E, na fase depressiva, nenhum trabalho parecia possível.

11. *Começo a utilizar um estetoscópio pousado sobre o ventre*

Nesta época, alguns de meus pacientes começaram a se queixar: nem sua ansiedade nem suas dores se atenuavam. Por que eles não reagiam de maneira favorável a meu tratamento? Ao consultar minha agenda, uma resposta me veio ao espírito: os pacientes que estavam indo melhor pareciam ser aqueles que vinham nas horas ociosas; os pacientes refratários, ao contrário, eram os que vinham em horas em que a circulação é difícil: sem dúvida, eles tinham de se apressar, estar estressados, e isto constituía um fator de choque no tratamento. Mas eu percebi, de repente, que era outra coisa: eu seguia os sons peristálticos com os ouvidos e os ruídos da rua atrapalhavam minha escuta durante estas horas; meu controle perdia a precisão. Ora, era necessário acompanhar exatamente os barulhos peristálticos para liberar somente a energia correspondente às camadas mais próximas do Eu. Este problema da escuta colocava-se com mais importância ainda quando eu me instalei em minha própria casa; minha sala de trabalho dava diretamente para a rua e o ruído era permanente. Todos os meus pacientes se queixavam. Eu me perguntava como fazer para prosseguir meu trabalho com eficácia. Um dia encontrei a resposta. Pois se os médicos utilizavam um estetoscópio para escutar o coração, por que eu não poderia utilizar um estetoscópio para escutar o ventre? Esta pequena descoberta técnica abriu um mundo novo para mim. Meu tratamento também mudou.

12. *A auto-regulação psicoperistáltica*

Descobri que o corpo tem seu próprio mecanismo natural de eliminação e de regulação. O psicoperistaltismo tem como função dissolver e eliminar a tensão nervosa. Nesta época eu utilizava muito o estetoscópio sobre mim mesma. Eu procurava descobrir a auto-regulação que me permitiria eliminar toda a tensão nervosa sem ter de recorrer às massagens. Parecia-me evidente e natural que houvesse aí um mecanismo funcionando de maneira totalmente automática para eliminar os resíduos do *stress*. Eu queria também descobrir as leis deste mecanismo de auto-regulação. Eu estava certa de que estas leis me permitiriam compreender o que realmente se passava no organismo quando ele estava estressado.

A primeira coisa que descobri então foi que, quando eu gostava de meu trabalho, eu tinha o psicoperistaltismo, e quando eu não gostava do que fazia, não o tinha. Pareceu-me evidente que o psicoperistaltismo acompanhava o movimento interior de prazer, de contentamento consigo, de gratificação e de realização de si. Descobri que havia dois tipos de tensão que podiam impedir o bom funcionamento do psicoperistaltismo: o primeiro tipo era concernente aos múltiplos conflitos antigos recalcados, e o segundo, aos efeitos do *stress* cotidiano sobre o organismo. Na terapia, nós praticávamos principalmente a massagem e desencadeávamos o psicoperistaltismo de modo a eliminar os antigos conflitos. A auto-regulação consiste na prática diária da abertura do psicoperistaltismo que permite dissolver as tensões do dia.

Nesta época eu também estava apaixonada pelo fluido. Eu trabalhava com a noção da "árvore fluídica" ou da "árvore emocional", que para mim estava conectada com a árvore da circulação sangüínea, do ciclo vasomotor. O que descobri era que, por exemplo, trabalhando somente no dedinho, o psicoperistaltismo se abria e toda a energia da "árvore" da estase era atraída pelo canal intestinal e eliminada. Agindo sobre uma única parte do corpo, era possível influenciar a estase do conjunto do corpo. Desta maneira, o excesso de fluido no conjunto do organismo podia ser eliminado. Ora, se isto era possível com a massagem, talvez o fosse também sem a massagem.

Quando uma pessoa redescobre sua auto-regulação, lhe é suficiente alongar-se ou sentar, ou ainda, fazer um trabalho que lhe seja agradável, para que seu psicoperistaltismo se abra e que a estase, ou seja lá o que for, se elimine. Isto permite compreender por que, depois de um momento durante o qual tenhamos podido ter nosso repouso e onde nosso psicoperistaltismo tenha funcionado, a aparência "parassimpática", o "ar envelhecido", desaparece, substituído por uma beleza devida à radiância dos tecidos, impregnados de energia cósmica. Nesta época, eu naufragava completamente num oceano de energia cósmica que descobria na auto-regulação psicoperistáltica. Eu também procurava as chaves que me permitiriam "abrir" a árvore peristáltica. Quando falo de árvore peristáltica, entendo o conjunto de fluido no organismo. E quando tratei Oscar, o maníaco-depressivo de quem foi tão difícil cuidar, procedi sempre buscando em primeiro lugar o que chamo de "as chaves". Era como se a árvore peristáltica estivesse fechada num primeiro tempo, e o organismo, como um balão, ou seja, sem nenhuma via de saída para a energia. Esta, assim como o fluido, se acumula no interior do corpo. Encontrei então as "chaves" e era possível atrair de fora do organismo o fluido excedente (eliminação). Minha teoria, neste momento, era de que se se eliminasse o fluido, o recalcamento ao nível do corpo também estaria eliminado.

Nesta época, eu continuava a trabalhar com meus pacientes e escrevia minhas teorias. Não tentava mais falar delas a meus colegas ou aos psiquiatras pois eles não me respondiam. Procurava avidamente uma confirmação científica do psicoperistaltismo. Eu a descobri no jornal norueguês de Medicina que encontrei um dia por acaso no consultório de um psiquiatra. Era um artigo assinado pelo Professor Setekleiv, médico que gozava de grande notoriedade na Noruega. O Professor Setekleiv havia dirigido uma pesquisa importante sobre o intestino e sua função. Ele descobrira que havia dois tipos de peristaltismo. O primeiro, o mais conhecido, era descrito como a atividade de propulsão do bolo alimentar da boca ao ânus. Neste caso, o peristaltismo era estimulado pelo próprio bolo alimentar. O segundo, cuja função era desconhecida, era descrito como um processo ativado pela pressão do fluido no interior das paredes intestinais. Este artigo foi para mim a confirmação científica de minha teoria do psicoperistaltismo.[4]

Somente dez anos mais tarde tive uma segunda confirmação. Eu havia encontrado um médico francês, pesquisador, a quem falei do psicoperistaltismo; ele me indicou que os japoneses haviam medido a carga elétrica presente nas paredes intestinais e que esta era infinitamente superior à carga elétrica no interior dos hemisférios cerebrais. Ele também me explicou que tanto na Medicina chinesa quanto na Medicina alquímica, cada órgão tinha uma função fisiológica e uma função esotérica. Percebi que havia descoberto a função esotérica dos intestinos. A função fisiológica, evidentemente, é digerir o alimento. A função esotérica é digerir o "nervosismo". Eu estava tão contente de ter encontrado uma confirmação de minha teoria neste jornal norueguês que tentei de novo falar de minha tese aos psiquiatras e aos médicos que conhecia. Mas nenhum quis me escutar. Em geral respondiam: "Enquanto esta pesquisa não é conduzida por um grupo de pesquisadores e baseada em estudos experimentais, isto não nos interessa!"

13. *A teoria freudiana da histeria e a teoria biodinâmica*

Histeria vem da palavra grega *hystera*, que designa o útero. Freud dera uma vez uma conferência em que falara do homem histérico. Todos os seus colegas começaram a rir, pois se o homem não tem um útero, ele não pode ser de maneira alguma histérico. Minha contribui-

---

4. Veja, no final do livro, o anexo I à p. 171.

ção à teoria freudiana da histeria joga alguma luz sobre esta questão. É importante remontar a Hipócrates que descrevia a histeria como uma doença resultante de um excesso de fluido no útero. Se pensamos que o fluido é antes de mais nada um fluido energético, é possível compreender o fenômeno da histeria de maneira específica.

A polaridade dos ossos cranianos e dos ossos pélvicos estabelece uma situação em que a energia da pélvis e da cavidade abdominal é atraída para o alto, enquanto a energia da cavidade craniana é atraída para baixo (pélvis e pernas). Normalmente, aí deve haver uma pulsação entre estas duas correntes de energia, que assim opera uma purificação do conjunto do corpo, segundo o princípio plasma-galvânico. Quando a pulsação é boa, a vitalidade é ótima. Esta pulsação deve atravessar as camadas do organismo, purificá-las e vitalizá-las. Mas, por causa da couraça muscular e da couraça tissular, por causa também dos conflitos psicológicos, das defesas e dos recalcamentos, ela constitui uma barreira entre os dois pólos. Estabelece uma clivagem entre as duas polaridades e a energia entra em estase. Esta clivagem provoca uma estagnação da energia na cavidade craniana e na cavidade abdominal. Para mim, este fenômeno é o da clivagem esquizóide. No esquizóide, e também o mesmo para o caráter rígido compulsivo, a energia não parece ter conexão com o canal emocional por meio do *plika,** e assim não ativa a carga emocional no canal do isto ou canal emocional. Ao contrário, a energia parece ter-se retirado e condensado na base da coluna vertebral, no sacro (cf. a teoria de Wilhelm Reich sobre a acumulação da energia nos ossos esponjosos). Tudo isto corresponde também à fixação do esquizóide ou do compulsivo à oralidade e/ou à analidade. Desta maneira, não há dinâmica nervosa, não há pressão dinâmica procurando uma saída. As pessoas de caráter esquizóide podem falar horas e horas sem emoção e intelectualizando, pois sua energia instintiva não está em contato com o canal emocional. No histérico é completamente diferente: existe uma dinâmica o tempo todo.

O que nos interessa no momento é o conceito de fluido energético descrito por Hipócrates em sua teoria da histeria. Esta teoria tem todo seu sentido quando a ligamos com a teoria do canal do isto e do fluido energético. A pressão dinâmica que procura uma via de saída constitui o que chamamos de dinâmica nervosa. Ela pode ser forte (e pode se exprimir pelo grito etc.), ou ser suave (verbal); e esta pressão dinâmica é também a força que se manifesta em nossos sonhos e nas livres associações no divã do psicanalista... De fato,

---

* *Plika*: conceito dinamarquês que é a abreviação de "plexo parassimpático retal". (N.T.)

para mim, é ela que constitui o essencial do processo terapêutico na Psicanálise. Trata-se de um mecanismo de auto-regulação natural. A pressão dinâmica aparece para eliminar as tensões internas e os conflitos psíquicos.

Enquanto os pacientes compulsivos apresentam um grande desprendimento em sua sensibilidade, os pacientes histéricos não têm nenhum desapego e são vítimas de suas emoções. Isto é proveniente de sua fixação na zona genital (complexo de Édipo). A energia atingiu o útero e os órgãos sexuais; a dinâmica nervosa cria então uma guerra constante entre a expressão energética (o "isto") e as defesas psicológicas e musculares (o Eu-motor). Esta situação pode ocasionar uma ansiedade constante e os sintomas psicossomáticos bem conhecidos, porque não há verdadeira "encapsulação". O que é importante reter disto é que a dinâmica nervosa, ao longo do canal alimentar (ligado a todo o sistema emocional), tem uma direção ascendente. No oposto, a dissolução das tensões, religada ao psicoperistaltismo — o que chamamos de harmonização — tem uma direção descendente. O psicoperistaltismo é capaz de dissolver as tensões nervosas. Esta função do psicoperistaltismo por muito tempo foi uma hipótese para mim. Eu precisava de uma confirmação vinda do mundo exterior e ela veio em boa hora.

Quando instalei-me em Londres, marquei hora com um médico de acupuntura, excelente professor, que me fez tratamentos benéficos. Minha mãe e minha família também foram cuidadas por este médico. Todos sentíamos efeitos muito agradáveis: impressão de flutuar, de derreter etc. O tratamento era realmente muito próximo do psicoperistaltismo. Decidi chamar o psicoperistaltismo de "acupuntura natural do corpo". Quando faço massagens peristálticas, posso sentir os meridianos; quando ele me tratava com suas agulhas de ouro, um fantástico peristaltismo se desencadeou em mim.

Tudo ia maravilhosamente bem, até o dia em que ele teve de partir para uma viagem à América. Explicou-me que tinha um ótimo assistente e que seria desejável que minha família e eu fôssemos acompanhados por ele. Marcamos hora com o assistente. Este utilizou basicamente os mesmos pontos de acupuntura para enfiar suas agulhas e, no entanto, eu me senti terrivelmente provocada. Quando a sessão terminava, eu estava tensa, tinha perdido meu psicoperistaltismo. Um grande desprazer surgia em todo meu corpo. Minha família experimentou os mesmos efeitos desagradáveis. Deixamos de ir ao assistente. Pouco depois encontrei uma médica, acupunturista também, e lhe expliquei a situação. Ela exclamou: "É claro, ele enfia as agulhas muito fundo!" Tudo se esclareceu para mim. Eu havia descoberto que entre todas as membranas existem dois canais: um, é o canal ascendente, emocional, instintivo, e o outro é o canal descendente, espiritual, harmonizante. O mais profundo dos dois é o canal emocional, o que está próximo à superfície é o canal espiritual. Este último é o que tem mais energia luminosa.

Hoje, quando falo do psicoperistaltismo, posso perceber que a energia instintual sobe ao longo do canal emocional intermembranar, e quando atinge a zona de explosão, produz-se o movimento de superposição cósmica de que fala Wilhelm Reich: como um relâmpago, a energia se transforma e passa ao canal espiritual descendente. Da mesma forma, quando eu falava anteriormente do anel de suavidade e deste sentimento edênico vindo do alto, era a luz cósmica correndo no canal espiritual. Esta era uma primeira forma de superposição cósmica. No caso da energia emocional, por uma segunda forma de superposição cósmica, ela se transforma e corre no canal espiritual. Esta segunda forma de superposição cósmica é, evidentemente, facilitada pela primeira. Esta transformação da energia emocional em energia espiritual constitui-se no que chamo de harmonização, que carrega com ela a leveza, a dissolução dos sentimentos de ódio, a dissolução das tirânicas exigências instintuais, e que dá acesso aos níveis superiores de consciência, aos níveis espirituais (transcendência).

Voltemos agora ao caso da histeria. Quando os médicos falam do fluido nervoso, parece-me claramente que a energia sobe das profundezas, que ela leva consigo novas camadas de ciclos inacabados de circulação emocional ao nível do sangue, e que se cria uma estase em todo o corpo. A pressão interna se torna então intensa e desencadeia os gritos e movimentos. Enfim, por causa da angústia profunda do histérico, não há uma saída possível, não há harmonização, não há o "derretimento". O histérico não pode "derreter", não pode deixar sua energia se harmonizar, descer. Quando o terapeuta consegue, com a massagem, permitir a harmonização, o histérico entra num estado de felicidade intensa. Com uma paciente histérica não é preciso provocar a subida de muita energia, pois ela estará bloqueada muito rapidamente; convém utilizar apenas as possibilidades de harmonização ligeira. Lembro-me de uma jovem, em meu grupo de formação em Paris, que eu considerava um caso típico de histeria. Em certo momento de seu "processo", ela descobriu a harmonização, o "derretimento". Depois de uma pausa, entrei na sala onde estava o grupo, e a vi estendida no chão, com seu estetoscópio sobre o ventre. Tinha o rosto radiante. Aproximei-me e ela disse: "Gerda, você descobriu a chave da felicidade!"

A particularidade do histérico reside em sua "permeabilidade". Ela não está tão bloqueada quanto uma pessoa afligida por uma neurose caracterial (rígida demais). É esta a razão pela qual a "energia do histérico" circule tão rapidamente e os sintomas se desloquem sempre. Sua bioenergia está retida mais por uma forma de energia psíquica do que por defesas psicológicas. As histéricas chegam a construir uma couraça tissular bastante real, mais do que uma couraça muscular. Em conseqüência, são bem mais permeáveis à energia e o campo de energia que faz pressão sobre elas é um tanto mais forte. As contrações em seus corpos também são muito fortes e muito dolorosas. A energia não pode passar através do útero e subir para a garganta, ao longo do canal emocional, pelo buraco situado no diafragma. Quando a energia então entra na zona do peito, ela produz sentimentos de pânico. A energia entrando no peito tem impacto "plasma-farádico" tão forte que produz dores intensas pela pressão de distensão; realmente, a energia atrai grandes quantidades de fluido com ela.

Por outro lado, é preciso notar que as mulheres que sofreram uma histerectomia podem ainda ser histéricas, pois é um mecanismo energético fixado no caráter. Isto explica por que Freud teve tantas dificuldades para fazer valer suas teses sobre a histeria.

14. A regressão energética

A regressão, no sentido freudiano do termo, remete mais profundamente a uma verdadeira regressão energética. Por exemplo, para as pessoas fixadas na analidade, o processo é assim: a fim de fazer cessar esta pressão conflitual, o organismo tem que encontrar uma solução; ele a encontra na retração da energia, pois quando a energia é retirada não há mais pressão dinâmica. Desta maneira, o conflito é enterrado. Uma pessoa fixada na analidade pode retirar sua energia e estocá-la no sacro. Ela constrói também uma sólida couraça tissular e uma couraça muscular e sua energia se torna estática, "encapsulada". Na pessoa com fixação anal, as defesas psicológicas que vêm redobrar o efeito das defesas fisiológicas fazem com que a energia não pressione nunca mais sobre o ânus e assim ela não sente mais nenhuma pressão nesta zona.

Da mesma forma, no caso da pessoa fixada na oralidade, de que já falei anteriormente (a bola na cabeça que desce à raiz da língua), a energia havia sido retirada na boca em direção à cabeça. Ali também temos os mecanismos de solidificação e de "encapsulação".

O mesmo movimento de regressão da energia se opera nas pessoas fixadas bem antes no segmento ocular. A energia regride e se estoca no crânio. Ali também encontramos o mecanismo da "encapsulação". Quando esta afrouxa, a pressão dinâmica reaparece; por exemplo, no esquizofrênico, a pressão é exercida da base do crânio para o interior do cérebro; ou então, na pessoa com fixação anal, do sacro para o ânus. A pressão ressurge e reativa o *pattern* conflitual. O mesmo acontece com o histérico, mas o histérico não está tão fortemente fixado analmente e a energia também não está tão bem "encapsulada", ela é incessantemente um movimento do ânus para a parte genital. Existe também uma poderosa relação entre o ânus e o clitóris: eles são como duas polaridades. A energia tenta sempre passar do ânus para o clitóris. Por outro lado, sabemos que a histérica tem uma fixação no clitóris. Porque a sexualidade não é aceita, esta energia exerce sem relaxar uma pressão que reativa o conflito e ocasiona um sentimento constante de ausência: aí poderão estar sensações ao nível do *plika,** assim como as pressões fluídicas que vêm repercutir no plexo solar e provocar um agravamento do *pattern* das contrações do estômago. Há também uma pressão da energia contra o diafragma, quando ela passa da cavidade abdominal à cavidade pulmonar. As histéricas dificilmente chegam a conter esta energia que termina por subir ao longo do canal emocional e ocasionar os sintomas bem conhecidos (vômitos etc.).

15. *O psicoperistaltismo e a teoria freudiana dos sonhos*

Eu era na época uma jovem psicóloga clínica e exercia pela primeira vez a clínica universitária. Sonhei que o diretor da clínica havia organizado uma festa para todo o pessoal. Todo mundo fora convidado, menos eu. Acordei e me senti tão tensa que não pude retomar o sono. Eu não tinha peristaltismo. Afinal, adormeci novamente. O sonho continuou. O diretor da clínica me explicava que tinha sido um erro da secretaria e que ele estava aborrecido, pois me considerava uma das convidadas mais importantes. E assim ele organizou outra festa em minha honra. E quando eu acordei do segundo sonho, tinha maravilhosas correntes de energia que desciam pelo meu corpo e um peristaltismo muito bom. Compreendi que o sonho tem como função básica trazer uma regulação ao psicoperistaltismo.

Freud falava dos sonhos gratificantes como fazendo o papel de guardiães do sono.

. Na teoria biodinâmica, o sonho gratificante ocasiona o peristaltismo. O sonho é uma Psicoterapia natural. O sono e os sonhos existem para eliminar os conflitos e as acumulações de energia ou de emoções do dia anterior. Pelo simples fato de a pessoa estar estendida sobre a cama, aparece o reflexo de estiramento. Já vimos a importância do reflexo de sobressalto, que instala os flexores numa posição de

---

* Ver nota à p. 84. (N.T.)

contração crônica. Desta maneira, os flexores tornam-se mais curtos que os extensores, e o equilíbrio natural entre flexores e extensores é rompido. A tensão bloqueada nas profundezas do organismo não pode eliminar-se quando o reflexo de estiramento já não é mais possível.

O simples fato de estar estendido provoca, graças à gravidade do corpo, um processo de relaxamento dinâmico: a posição do conjunto dos músculos do esqueleto muda e o equilíbrio dos flexores e extensores se restabelece pouco a pouco. As tensões residuais dos músculos modificam-se, a tensão interna profunda se dissolve aos poucos e o psicoperistaltismo se abre.

Assim, o sono tem um efeito natural sobre o psicoperistaltismo. Já falamos do peristaltismo como sendo a acupuntura natural do corpo: durante o sono, o peristaltismo restaura o equilíbrio dos meridianos e restitui a energia, por todas as partes onde ela falta, a fim de que a circulação da energia seja completa, total. E é assim que deve ser. O sono normalmente deve eliminar, dissolver toda acumulação neurótica. Contudo, para que o conflito ou a pressão interna sejam dissolvidos durante a noite, deve haver uma provocação. Descobrimos assim, na terapia profunda, que é conveniente primeiro provocar, e em seguida "fazer derreter", dissolver, harmonizar. Os elementos recalcados estão na verdade abaixo de um certo limiar biológico e não podem ser eliminados do sistema orgânico sem antes passar este limiar. Daí a necessidade de provocar. Em geral, quando o conflito ressurge na vida diária, a pessoa tenta arranjar-se com ele, evitá-lo o mais possível, o que resulta em sua neutralização outra vez, em seu recalcamento. É o diafragma que permite esta supressão do conflito.

Quando se está estendido sobre a cama, as contrações do diafragma cessam e a banda magnética e o vídeo se desenrolam novamente: retornam à consciência todos os acontecimentos particularmente intensos e conflitivos do dia. Assim, logo de início, temos a provocação, ou seja, os sonhos maus, os pesadelos.

Contudo, quando a provocação é muito forte, o pesadelo se torna horrível, há uma grande pressão de distensão e o princípio de fechamento se desencadeia. Isto se pode compreender com a imagem do cinema que pega fogo: todo mundo corre para a porta de segurança — a saída está bloqueada. Para que isto seja o princípio de abertura que atua, o psicoperistaltismo, é preciso que o sonho seja agradável, que traga uma solução. Quando há esta gratificação, esta compleição, o psicoperistaltismo está aberto. Estas poucas observações constituem a aproximação biodinâmica à teoria freudiana dos sonhos.

Eu gostaria de contar mais uma historinha. Minha mãe começou a utilizar regularmente o estetoscópio quando tinha dificuldades para dormir. Desde o momento em que apareciam os primeiros sons, ela sentia poder relaxar mais ainda, e depois de sentir seu corpo flutuar a níveis paradisíacos, ela acabava adormecendo. Minha irmã não acreditava em minhas teorias. Um dia, depois da refeição, ela foi fazer uma sesta e colocou o estetoscópio sobre seu ventre: nenhum som. Ela adormeceu. Quando acordou, ficou assustada ao escutar terríveis ruídos vindos de fora; teve medo, pensando que as crianças tivessem subido no telhado da garagem e estivessem se divertindo em saltar de lá. Mas quando ela acordou completamente, percebeu que eram os ruídos de seu ventre que ouvia no estetoscópio que havia deixado nas orelhas. Minha irmã era muito natural, muito espontânea e mesmo assim, em estado de vigília, ela não tinha peristaltismo. Mas quando estava estendida e repousada, o psicoperistaltismo retomava suas funções.

Devo falar agora de uma experiência de terapia por massagem com uma garotinha de três anos. Eu trabalhava então no Instituto Bülow-Hansen. Uma das pacientes que lá seguia um tratamento por massagens tinha alguns problemas com sua filhinha: desde os seis meses de idade ela recebia, diariamente, uma lavagem para evacuar. Era extremamente passiva, não brincava. Ficava sentada por horas e horas, sem se mexer, aparentemente muito calma. Este era um estado muito inesperado para uma criança desta idade. A mãe estava muito preocupada com isto. Bülow-Hansen me pediu para tomar esta criança em tratamento. Antes de começar a primeira massagem, fui chamada ao telefone. Fiquei ausente por uns dez minutos. Quando voltei, a menininha estava exatamente no mesmo lugar, na mesma posição. Aadel Bülow-Hansen me havia prevenido: "Ela pode ficar sentada na mesma posição durante uma hora enquanto eu massageio sua mãe; é realmente surpreendente!" A garotinha não era, no entanto, catatônica, era de uma extrema passividade. Assim que ela foi colocada estendida sobre a mesa de massagens, percebi que não tinha respiração diafragmática. Comecei a massagear muito suavemente, com o objetivo de liberar o diafragma. Depois de alguns minutos desta massagem lenta e ligeira, apareceu uma onda respiratória, que passou pelo diafragma e preencheu todo o tórax. Suspendi o tratamento imediatamente e saí para falar com Aadel Bülow-Hansen. Ela então me disse: "Agora vai começar tudo!" Realmente, assim que o *pattern* respiratório afrouxava, nunca íamos mais longe. Foi tudo por aquele dia. Três dias depois, a mãe da garotinha telefonou-me: "Vou lhe contar uma coisa incrível que aconteceu! Há três dias minha filha teve uma diarréia! E ela, que é normalmente tão comportada, tão tranqüila, se tornou muito agitada: ela corre por toda a casa! Na segunda noite depois do tratamento, ela recusou ir para a cama e ficou pedindo uma bicicleta sem parar. Esperei até a meia-noite para conseguir fazê-la aceitar ir se deitar, prometendo uma bicicleta para o dia seguinte. Agora ela está muito natural, alegre e brincalhona, muito parecida com as outras garotinhas."

A menininha não voltou mais ao tratamento. Uma única massagem foi suficiente. Aadel Bülow-Hansen explicou que as crianças são muito fáceis de tratar, pois elas não têm uma couraça sem elasticidade como os adultos.

16. O LSD (ácido lisérgico)

Durante muitos anos, trabalhei em diversas clínicas e muitos hospitais, desenvolvendo meus próprios métodos, acumulando experiência e saber, integrando os aspectos fisiológicos e psicológicos em uma teoria unitária que permitisse um diagnóstico seguro. Sentia-me muito bem, nesta época: entusiasta, forte, muito alegre. Eu praticava muito o relaxamento dinâmico e aprendia pelas minhas sensações corporais.

Gostaria agora de evocar minha experiência com um psiquiatra que fazia pesquisas sobre o LSD. Ele prescrevia o LSD a alguns de seus pacientes, no quadro de seus tratamentos. Queria que eu tomasse LSD; recusei-me por duas razões: a primeira, é que sou contra todo tipo de quimioterapia, e a segunda, é que sei, por experiência própria e pela de meus pacientes, que, quando se desce profundamente para dentro de si mesmo, é possível ter experiências tão felizes e tão maravilhosas como aquelas que se pode obter artificialmente com o LSD, e isto sem aspectos psicóticos.

O LSD tem, na verdade, duas faces: a "viagem ruim", que é a ressaca do inconsciente freudiano, e a "viagem boa", que é a descoberta da criatividade essencial de que fala Jung, do sentimento oceânico de ser uma parte do universo. Realmente, quando aparecem as correntes descendentes, a onda oceânica carrega o corpo e se funde no cosmos. O sentimento profundo não é um sentimento de separação. Não existe o indivíduo neste momento. A mais profunda razão da ausência da felicidade no homem reside no fato de que ele perdeu sua relação profunda com o universo e que tenta incessantemente recuperá-la. Realmente, ele perdeu o ritmo, a onda oceânica, as correntes descendentes, celestes, que estavam em si. Ele se tornou solitário, mecânico, infeliz, não possui mais o sentido profundo da vida. A maioria das pessoas agora deu à sua vida um sentido, uma significação neurótica com a ambição, a obsessão de possuir coisas materiais ou de dominar outras pessoas. Todas estas formações neuróticas desaparecem quando uma pessoa retoma o contato com a onda oceânica no mais profundo de si. Eu sentia em mim uma tal alegria, uma tal beatitude nestes estados de profundo relaxamento peristáltico que entrava nos espaços de não-tempo, de eternidade.

Acho que a experiência *hippie* do "movimento das flores" constitui um verdadeiro esforço para reencontrar o sentido da vida. No entanto, o uso das drogas, para reencontrar o "narcótico" natural do corpo, que é a percepção das correntes vegetativas e cósmicas descendentes, o peristaltismo, inverte esta esperança. Porque existem duas parts no sistem anervoso autônomo, o simpático e o parassimpático, e quando um é excitado artificialmente, o outro é nova e rapidamente desencadeado e superexcitado. Assim as sensações de doçura e prazer da libido são logo substituídas pela excitação, os medos, as agressões, todos os efeitos da adrenalina etc. (viagens ruins).

O problema para os jovens que querem "largar tudo" (*drop out*) é que eles sabem muito bem o que não querem, mas não sabem o que querem. E é por isto que não chegam a entrar em contato duradouro com o sentido profundo da vida. Nosso mundo deve escapar deste no qual está a maioria das pessoas: fraqueza, neurose, resignação, descontentamento, psicopatia, agressividade e ressentimento. Nosso mundo tem necessidade de seres cheios de compaixão, de força e de coração, de seres em contato com o seu Eu.

Quando um ser entra em contato com suas correntes vegetativas descendentes, ele sai de seu descontentamento, transforma seus ódios recalcados, e manifesta suas "qualidades de eternidade".

O que observei trabalhando em terapia com pessoas que haviam tomado LSD é que tinha havido ativação dos processos dinâmicos profundos, o despertar da energia profunda, sem harmonização, sem o completar do ciclo visomotor. Assim, camadas emocionais recalcadas haviam subido novamente e, não digeridas, permaneciam ali, no organismo. O trabalho psicoterapêutico de integração e de trabalho organísmico de digestão não havia acontecido.

Convém ter prudência com as massagens em pessoas que tomaram LSD, pois a energia se desloca muito rapidamente. O mais indicado é uma combinação de psicoterapia e massagens.

17. Transição Noruega — Inglaterra

Eu não sabia o que me reservava o destino. Vivia muito feliz na Noruega, trabalhando em clínicas, como psicóloga clínica, recebendo muitos pacientes em tratamento psicoperistáltico, gostando de minha vida e de meu trabalho.

Havia me divorciado sem dificuldades graças a uma capacidade de fazer meu marido compreender calmamente minhas razões. Contudo, eu não podia falar com ninguém sobre minhas pesquisas e minhas descobertas. Até Ola Raknes, que apreciava meus discursos mas não compreendia o que eu fazia com minhas massagens. Um dia, em conferência de psicologia, ouvi um professor declarar: "Para nós, psicólogos, a vida é difícil porque não temos, como os médicos, um estetoscópio!" Eu quis gritar: "Mas é claro, temos um estetoscópio!" Quando falava de meus trabalhos, respondiam-me: "Você está muito avançada para mim!"

Fui convidada a dar uma palestra num congresso na Faculdade de Psicologia. Lá estavam psicólogos clínicos e experimentalistas. Eu esperava que os experimentalistas se interessassem por minhas pesquisas; não se interessaram. Encontrei um psicólogo especializado em casos de psicose maníaco-depressiva. Falei-lhe do tratamento de um caso (Oscar): ele tomou aquela máscara que eu já conhecia bem quando falava de meus trabalhos. Era como se eu contasse que tinha pego a lua e estivesse com ela em meu bolso. O único psicólogo que se interessou por meus trabalhos foi o Professor Ursin. Ele me propôs utilizar o laboratório experimental da Universidade de Bergen. Para isto, era preciso obter a autorização do Professor Christiansen. Este era um de meus amigos, mas não aceitava de maneira alguma o conceito de energia. Recusou-me a autorização dizendo: "Gerda, abandone a psicologia, vá para Londres e escreva romances!" (Eu lhe havia falado de minha vontade de ser romancista!)

Agradeço-lhe hoje o conselho do mais fundo de meu coração. Comecei então a falar de minha partida para Londres. Todos os meus colegas e meus amigos psiquiatras me aconselharam a não partir para Londres para me tornar terapeuta de vanguarda, e sim, para ir como psicóloga clínica na Clínica Tavistock, muito avançada a nível de pesquisa. Decidi que procuraria obter um posto na Clínica Tavistock.

Ora, um dia, encontrei em minha sala de espera um professor de certa clínica, que desejava experimentar meu tratamento por massagem. Contei-lhe meu projeto de ir para Londres e ele me ofereceu um posto como psicóloga na clínica. Escreveu-me duas vezes, mas esqueci de responder. Eu não estava realmente decidida. Contudo, um dia liguei à diretora; sua resposta foi muito breve (ela fora perturbada durante uma conferência!). Abandonei o projeto. Telefonei a minha professora de Psicologia da Criança e confiei-lhe meu projeto de pedir um posto na Clínica de Anna Freud. Ela respondeu: "OK! Encontro-a na terça-feira na embaixada da Noruega em Londres!" Estávamos na sexta! Para mim foi um grande passo à frente: eu nunca havia viajado antes.

Saí para pegar meu carro, estacionado na rua. Ali encontrei Ola Raknes. Durante todos estes anos, eu nunca o tinha encontrado na rua. Disse-me: "Ouvi dizer que você está indo para Londres. Você aceitaria tomar em terapia meus pacientes londrinos? Eu vou até lá regularmente, mas decidi não ir mais. Eis aqui o endereço e o número de telefone de minha secretária em Londres. Ela organizará os horários."

Portanto, na terça-feira, cheguei a Londres. Fiz o contato com a secretária de Raknes: tudo foi arranjado para o trabalho. Visitei Ronald Laing que propôs ajudar-me de todas as maneiras que pudesse. Instalei-me em Londres e tive tantos pacientes quantos podia cuidar. Foi tudo arranjado de maneira miraculosa. Ola Raknes veio me visitar e cumprimentou-me por meu trabalho. Ele afirmou estar muito orgulhoso de mim. E foi assim que me instalei em Londres em fevereiro de 1969.

III

A DESCOBERTA DE NOVAS TÉCNICAS E DE NOVAS TEORIAS

1. *Londres*

Laing e Cooper me acolheram muito amigavelmente, reconhecendo-me como analista reichiana. Laing estava particularmente interessado por minhas teses sobre o psicoperistaltismo. Sugeriu enviar-me pacientes e me convidou a entrar para a Associação Philadelphia.

Tomei contato com o advogado que se ocupava da Associação. Este aconselhou-me a não me tornar membro desta Associação, mas a fazer uma solicitação ao Ministério para abrir minha própria clínica. Instalei-me com um paciente de Laing, na Kensington High Street. Eu trabalhava dez horas por dia. Minhas crianças vieram morar comigo. Retomei o contato com a diretora da Clínica Tavistock. Ela explicou-me que eu era bem-vinda para trabalhar lá, mas que seria melhor para mim — por causa de minhas pesquisas e de minha bagagem teórica — permanecer na vanguarda; o trabalho na clínica arriscaria antes inibir o desenvolvimento de minhas pesquisas. Comecei também a conduzir seminários para os psicoterapeutas. O primeiro foi amavelmente organizado para mim por David Boadella, reichiano de longa data e autor de livros sobre Reich. Dei também uma conferência na sede da Associação Junguiana de Psicologia Profunda.

Citarei aqui um caso especialmente interessante. Era um homem que anteriormente havia seguido uma terapia pelo LSD. Como disse anteriormente, o LSD provoca mas não resolve nada e as camadas provocadas permanecem não digeridas, em desordem no organismo. Quando este paciente fazia terapia comigo, apareceram os seguintes fatos: seu pai era um *gangster* e tinha querido que seu filho se tornasse, desde a idade de três anos, um "durão". Fizera tudo para isto. Durante a vegetoterapia, este homem reviveu acontecimentos terríveis: participação em mortes, torturas, mutilações... Para meu coração que estava aberto ao amor universal e ao sofrimento universal, era horrivelmente doloroso escutar este homem berrar e contar sua história. Dou um exemplo: seu pai o tinha levado próximo a um canal com os cúmplices e lá eles haviam jogado granadas sobre inimigos que estavam num barco. O pai havia, sob ameaça de pancadas, forçado o filho a recolher pedaços de carne, de membros e de ossos e enfiá-los dentro de um saco plástico. A fim de fazer do rapazinho um "durão", o pai e seus comparsas também o torturavam. Obrigavam-no a participar de orgias que aconteciam dentro de uma antiga fábrica de algodão. O menino adorava o pai e aprendera a ser insensível. O pai um dia chegara até a levá-lo dentro de um avião, com o qual sobrevoaram a casa onde morava sua mãe e, diante de seus olhos apavorados, havia segurado o menino por um pé, de cabeça para baixo, com o corpo fora do avião. Tais eram os acontecimentos da vida cotidiana deste menino. O homem adulto era normal, mas quando eu o levava aos níveis profundos com meu método de relaxamento dinâmico (seguir o impulso interior), ele se tornava terrível. Muitas vezes, quando lhe vinha o impulso de matar, cheguei a temer por minha vida.

O final da história do garoto voltou a sua memória. Quando ele tinha quatro anos, seu pai e os cúmplices o torturaram um pouco, para se distraírem e para torná-lo "durão". Mergulharam-no em uma banheira de água fria, completamente, muitas vezes, mantendo sua cabeça sob a água. De repente, ele morreu. Ele me contou como saíra de seu corpo, pelo alto de sua cabeça, e que havia visto a luz e Deus. Não queria voltar ao corpo. Mas seu pai estava profundamente chocado, e tentou trazê-lo de volta à vida. Subitamente o garotinho sentiu-se retornar ao corpo, pelo alto da cabeça, pela nuca, e retornou completamente em estado de choque. O pai estava lá, chorando, de joelhos, pedindo perdão a Deus. O menino apanhou uma pneumonia grave. O pai cuidou dele por semanas, dando-lhe seu amor, seu calor, seu arrependimento. O menino sarou, e o pai a partir daí deixou de ser um *gangster*. Fez-se jesuíta.

2. A vegetoterapia

Durante meus primeiros anos em Londres utilizei bem menos a massagem para obter as ab-reações vegetativas. Eu preferia praticar uma terapia profunda, regressiva, intensiva. Tinha pacientes que não queriam massagens, somente a vegetoterapia. Dava minhas instruções verbais para guiar a respiração. Por exemplo, um método clássico era o seguinte: o paciente estava estendido sobre o divã; eu lhe dizia simplesmente: "Tente sentir se há alguma coisa que você queira dizer ou fazer." Este método simples agora se chama "seguir o impulso interior". É uma combinação sutil de Psicanálise e de técnicas reichianas avançadas. A terapia com Raknes me havia dado forças fundamentais: abertura do coração, tolerância, compreensão. É o que me permitia deixar aparecerem as expressões corporais das emoções, e é aí que está a diferença com a Psicanálise, que é só verbal.

Freud sentava-se atrás do paciente, à cabeceira do divã. Reich dera um passo revolucionário sentando-se ao lado do paciente; assim este podia vê-lo abrindo os olhos. Adotei um comportamento muito flexível: eu podia me sentar longe do paciente, a seu lado, atrás, na frente, muito perto e podia mesmo tocá-lo! Minha sala de terapia era instalada da seguinte maneira: duas cadeiras, uma fazendo face à outra, o divã psicanalítico e a mesa de massagem. Aliás, conservo sempre este mobiliário em minhas salas de terapia. No início da sessão, uma curta entrevista com o paciente, sentado a minha frente na cadeira, permite decidir que parte do "mobiliário terapêutico" iremos utilizar. O cara a cara nas cadeiras, o divã e a palavra, ou a mesa para a massagem.

A maior parte do tempo, durante muitas sessões, deixo o paciente falar tanto quanto sinta necessidade. Depois, chegado o momento, ele se estende sobre a mesa de massagem, ou sobre o divã para a vegetoterapia. Desta maneira, ele tem tempo para me conhecer, e eu também tenho tempo para conhecê-lo. As senhas durante a vegetoterapia são as seguintes: digo ao paciente: "Você pode dizer ou fazer o que quiser. Mas você não é obrigado a fazer ou dizer seja lá o que for. Simplesmente, não contenha nenhuma palavra ou nenhum movimento. Diga se existe alguma coisa que você queira que eu diga ou que eu faça." Raknes tinha o costume de dizer sorrindo: "Aqui você pode fazer tudo o que quiser. Só que, se você quebrar uma janela, você terá de pagar para substituí-la!"

Chamo este método terapêutico de método da parteira. O terapeuta deve estar separado de sua própria necessidade de estar ativo, de falar etc., a fim de que possa estar passivo, paciente e que possa deixar desenvolver-se o processo dinâmico curativo. O terapeuta deve simplesmente oferecer uma aceitação e um amor total para que o "estímulo interior" possa se desenvolver completamente e transformar o ser do paciente. A massagem é o caminho real para fazer o terapeuta descobrir o amor que há em si. É impossível fazer uma massagem sem amor. O importante numa terapia é a atmosfera que se irá estabelecer: a empatia, a tolerância e a compreensão do terapeuta são essenciais. O intelectualismo "seco" não só não é suficiente, como quebra o movimento da vida, o processo biodinâmico.

A instalação da sala de terapia não deve, portanto, ser negligenciada, é ela que permite que a terapia seja realmente profunda.

3. O processo psicodinâmico

Quando eu trabalhava na Noruega, nossos dois campos de atividade ainda estavam separados: psicoterapia orientada para a psicanálise, ou massagem fisioterapêutica. Foi em Londres que tudo se unificou e que realmente usei a vegetoterapia e o método do "estímulo interior". Eu sempre estava surpreendida por tudo o que poderia acontecer, quando eu estava somente ali, sentada em minha cadeira, diante do paciente. Graças a meu fluxo de energias descendentes, a minha felicidade interior e a meu contato com as correntes provenientes do oceano cósmico, desenvolvia-se em mim uma verdadeira "sabedoria terapêutica", uma habilidade em colocar as questões exatas, em dar as respostas adequadas, a felicitar em boa hora. Era como se o contato com as energias cósmicas me fizesse descobrir uma verdadeira arte terapêutica interior: a intuição. Lembro-me de um divertido episódio: sobre o ventre de uma paciente vi um desenho representando um pênis. Olhei duas vezes. Ele desapareceu. Fiz: "Hein? Hein?" E a paciente me disse: "Pois é, começo a compreender que eu sempre achei que tinha um pênis!"

O tempo passava assim e eu adorava meu trabalho. Quando estava com meus pacientes, tinha o peristaltismo e o processo de purificação continuava em mim: era um desenvolvimento dos dois lados. Hoje, digo freqüentemente: "A melhor terapia é ser terapeuta."

Minha atitude diante dos pacientes é de sempre acreditar no que me contam, por mais extraordinário que isto me pareça. Alguns têm capacidades psíquicas maiores que as minhas, e eu, então, os deixo guiar-me! Por não ser uma pessoa do gênero "superego", eu avanço sem parar com inúmeras questões na cabeça e descubro novas teorias.

As pessoas que vinham para a terapia em Londres eram muito diferentes das que eu tinha como pacientes na Noruega. É o que chamo de "seres em transição". A maioria deles havia tomado drogas que os havia deixado abertos para uma consciência mais elevada do universo, mas também os havia deixado mais difíceis de tratar. É preciso prestar muita atenção na massagem, especialmente com aqueles que tomaram o LSD, pois, por causa das sinapses superativadas, a energia se deslocava com muita rapidez, com muito pouca provocação, em particular nos histéricos que tomaram LSD.

O que mais me espantava era ver tudo que podia acontecer com o paciente enquanto eu não fazia absolutamente nada. Lembro-me de um homem que fora particularmente muito maltratado na escola inglesa. Ele havia sido o saco de pancadas durante anos (calouro). Vivia com a avó, e para ele tudo era muito pequeno: o espaço em que vivia, seu quarto, o uniforme da escola. Com o método do estímulo interior, aconteceram sessões incríveis, em que eu só ficava sentada na cadeira, permissiva, aberta a todas as suas descargas, a todas as suas respirações, a todos os seus vômitos e seus gritos para se desembaraçar de sua neurose. As forças curativas interiores rejeitavam e descarregavam tudo que o impedia de viver e lhe traziam a felicidade interior. Apareceu uma personalidade poderosa, liberada pelo grito. Assim, quando os pacientes de Janov chegaram a Londres e encontraram meus pacientes, estes lhes disseram: "Ih! Mas a Gerda faz o grito primal conosco há anos!"

No entanto, alguns pacientes, quando eu lhes sugeria: "Sinta seu corpo... O que é que seu corpo tem vontade de fazer?...", respondiam simplesmente: "Eu não sinto nada, só sinto as tensões aqui e ali..." Para estes pacientes, seu corpo estava "morto" e era preciso fazer o que chamamos hoje de *deep draining*, ou seja, uma variante peristáltica da massagem de Aadel Bülow-Hansen. Outros pacientes tinham sua energia "encapsulada" de tal maneira que eu tinha de utilizar métodos mais poderosos do que a técnica do "estímulo interior". Fiz uma distinção entre os pacientes que já tinham em si um processo dinâmico e aqueles que precisavam de uma intervenção de minha parte. Com o primeiro grupo, era só falar a seu inconsciente, a seu "isto", a seu corpo, e não a sua consciência. Por exemplo, eu digo: "Sinta seu corpo... deixe-o respirar..." Basta então deixar o inconsciente subir à consciência, acordar-se. A voz é um instrumento terapêutico: falar ao inconsciente. Isto era insuficiente para o segundo grupo de pacientes. Eu digo então: "Tente sentir seu peito afundando enquanto você expira. Deixe o processo se desenvolver mais..." Este método é muito poderoso. Às vezes, peço aos pacientes para colocarem suas mãos sobre a parte superior do peito: é ali que tudo pode realmente começar. A teoria tipicamente reichiana da respiração está no fundo desta técnica. Contudo, a maioria dos analistas reichianos utiliza suas mãos. Desenvolvi esta técnica para que ela pudesse ser utilizada pelos psicanalistas que não têm a liberdade de tocar o corpo. O tratamento neo-reichiano tornou-se muito propenso a tocar os pacientes. Ola Raknes, que visitava periodicamente Wilhelm Reich depois da guerra em Orgonon, me havia explicado que este era muito apegado aos critérios teóricos relativos ao toque: quando tocar, quando não tocar.

A propósito disto, eu gostaria de contar uma anedota que Raknes me contou. Quando Reich fazia o controle dos pacientes para Raknes, disse a respeito de um deles: "Este aqui, não o toque de maneira alguma." Mas Raknes o havia tocado, no entanto, uma vez em que tivera a intuição de que seria justo fazê-lo. Na próxima vez, Raknes contou o incidente e confiou que temia que Reich se afastasse de seu aluno porque este não havia obedecido. Reich só respondera: "Eu não me afastaria de você jamais por falta de obediência, eu talvez me afastasse por excesso de obediência."

Evidentemente, quando trabalhava com meus pacientes, eu também os tocava e utilizava as técnicas reichianas de massagem dos masséteres, das faces, da nuca, e de dissolução da couraça muscular segmentária. Mas nunca fiz uma intervenção dura. Minha bioenergia é uma terapia suave: profunda e regressiva, mas suave. É muito fácil, com efeito, fazer um paciente chorar e gritar — e alguns terapeutas reichianos não se privam disto. Mas, o grito, enquanto simples descarga da dor física, do *stress* da couraça muscular, não tem nenhum efeito terapêutico; pelo contrário, ele é antiterapêutico. As técnicas de manipulação na vegetoterapia reichiana devem ser utilizadas somente para ajudar uma emoção já presente a sair e não para provocar artificialmente. Reina uma verdadeira confusão sobre a intervenção manipuladora do terapeuta nos meios neo-reichianos e bioenergéticos. E, por outro lado, eu aprendera com Aadel Bülow- -Hansen, a arte do tocar de leve, que é bem mais eficaz do que a pressão muscular. O que faz um músculo quando se apóia por cima de um outro músculo? Ele endurece. O terapeuta não deve em caso algum tentar forçar a resistência, é conveniente, ao contrário, seduzir a resistência, respeitando-a. Ela na verdade instalou-se numa época em que tinha sua importância, tinha sua função. Quando se utiliza o toque leve, o paicente não está em guarda e pode se abandonar à emoção autêntica.

Eu utilizava também um método que havia chamado, num artigo que publiquei na Inglaterra, de relaxamento dinâmico. O que acontece quando relaxamos? Em primeiro lugar, um bem-estar: as tensões são menos sentidas e afrouxam um pouco. Mas, quando se vai um pouco mais longe no relaxamento profundo, as contrações musculares começam a se dissolver e o processo dinâmico supera as resistências. Aí está realmente o segredo da terapia biodinâmica: deixar o processo biodinâmico emergir das profundezas do corpo; as emoções surgem por si e se descarregam, com as ab-reações vegetativas apropriadas. A transformação então é autêntica. O relaxamento dinâmico pode ser induzido pelas massagens, pela psicoterapia, ou simplesmente pelo permanecer estendido. O princípio do relaxamento dinâmico é este: o paciente se sente em tal segurança, que ele não tem mais necessidade de suas defesas. Estas se dissolvem então e as emoções recalcadas retornam à consciência e podem ser ab-reagidas. Eu estava sempre unificando meus métodos e transferia à vegetoterapia reichiana muito do que havia aprendido com Aadel Bülow-Hansen e do que eu mesma havia desenvolvido.

Na Noruega eu havia começado a integrar, ao mesmo tempo na teoria e na prática, as técnicas e as teses de Aadel Bülow-Hansen, de Raknes e de Wilhelm Reich. Realmente, quando estudava e praticava no Instituto Bülow-Hansen, as terapêuticas psicanalíticas e fisioterapêuticas eram como o dia e a noite, sem qualquer ligação imaginável entre si. Em Londres, estas técnicas se tornaram uma

105

única abordagem e era como se eu tocasse diferentes melodias sobre um mesmo piano.

A terapia reichiana não é diferente na Psicanálise. Ela também é verbal, muito freqüentemente, e da mesma forma o paciente atravessa as fases oral, anal e reencontra os conflitos edipianos. A teoria de Freud sobre a libido é confirmada a cada instante na terapia reichiana. A grande diferença está no fato de que o terapeuta não dá interpretações, é o paciente quem descobre tudo em si e compreende. Eu tenho certamente minha interpretação, mas não a expresso. Ela é sempre confirmada pelo paciente, quando ele apanha os elementos em si e os reúne em seu corpo e em sua consciência. Enquanto terapeuta, sou simplesmente apenas alguém que facilita a compreensão da vida profunda: é sempre o paciente quem explora e descobre.

4. *As técnicas de grupo e o trabalho de Lowen*

Em certo momento, em Londres, comecei a integrar meus próprios métodos, as técnicas de grupo e as técnicas de análise bioenergética de Alexander Lowen. Foi antes que o grupo de Esalen viesse a Londres e pude ver muitas atividades terapêuticas interessantes nos seminários que deram. Mas não vi nada de bioenergia quando passaram. A primeira vez que assisti a um grupo de análise bioenergética foi quando John Pierrakos deu um seminário no Centro 48, onde eu vivia. Foi novo e interessante para mim este primeiro contato com o desenvolvimento das técnicas neo-reichianas, em particular as de Lowen.

Interessei-me pelos exercícios de expressão das emoções, muito ricos em possibilidades: bater com os punhos, sapatear etc. Em primeiro lugar, comecei a experimentar integrar estas técnicas em meu trabalho individual com os pacientes. O mais interessante destes exercícios era aquele em que um paciente, deitado de costas, bate seus punhos e pés sobre um colchão, repetindo: "sim" ou "não", ou "quero" ou "não quero". Este é um exercício especialmente revelador sobre o momento e a maneira como a personalidade primária foi reprimida, dobrada, e da entrada em jogo do superego. Uma pessoa que consegue experimentar o prazer ao exprimir estas quatro frases diretas, e que não ressente culpabilidade alguma, está livre para o desenvolvimento de sua personalidade até o completo desabrochar. Mas assim que o paciente deve ser persuadido a fazer qualquer coisa e pergunta o porquê disto, é sinal de que a personalidade primária foi recalcada, que ele não tem mais a espontaneidade, que a pessoa deve pensar antes de falar ou de agir. Eu gostava muito de utilizar estes exercícios. Contudo, começou a aparecer em mim uma confusão quanto a meu papel terapêutico. Eu estava acostumada a meu papel de parteira, de deixar virem as emoções e as ab-reações, e, de repente, eu me tornava uma espécie de monitora de ginástica. Eu tinha de dar ordens ao paciente, que ser atuante e cada vez mais me parecia difícil integrar este tipo de trabalho a meu *corpus* terapêutico biodinâmico. Decidi então parar com toda prática deste gênero em meu consultório. Na seqüência consegui integrar estas técnicas. Eu continuava a usar o método suave do "estímulo interior" dizendo ao paciente: "Deixe falar seu corpo, deixe fazer seu corpo, deixe este movimento se desenvolver", e sugeria, quando o movimento vinha, expressar a emoção com um dos exercícios de Lowen. Por exemplo, quando aparecia o "não" ou o "eu quero" em seus lábios, eu sugeria este modo de expressão como sendo uma maneira de expressar a descarga. Isto se tornou um método poderoso, novo e biodinâmico, quer dizer, integrado ao movimento do processo do paciente. Esta técnica, assim praticada, já não era mais mecânica. Assim, quando um paciente exprimia frouxamente: "Eu me sinto só", eu lhe sugeria levantar os braços e começar a repetir: "Eu me sinto só!" Desta maneira o sentimento invadia o paciente e a emoção se descarregava sozinha. Eu empregava muito esta técnica que consiste em repetir uma pequena frase-chave. Este era um método de terapia verbal que permitia a expressão emocional e ajudava a ir mais fundo.

Nesta época, encontrei Jay Statman, que utilizava o imaginário mental. Ele dizia simplesmente: "Feche os olhos. Veja se aparece uma imagem." Integrei estes métodos ao *corpus* biodinâmico. Assim que aparecia uma imagem, que a respiração emocional começava e que os movimentos vegetativos profundos se manifestavam, eu dizia ao paciente: "Fale desta imagem!", "Expresse esta imagem!". Eu também utilizava a provocação da lembrança. Dizia: "Em que peça você está agora? Em que casa? Que idade você tem? Tem mais alguém nesta peça?" As técnicas verbais se tornaram muito importantes, não apenas para a integração, mas também para a exploração. A utilização da voz como instrumento terapêutico de sedução das resistências e das defesas apareceu como sendo primordial.

De fato, a eficácia da terapia depende da maneira de utilizar a voz. Se um terapeuta fala ao superego, ele reforça as defesas; se fala ao isto, ele libera e encoraja o processo biodinâmico. Agora chegamos a dois níveis diferentes de manifestação do ser: o nível trágico e o nível trivial.

5. *O trágico e o trivial*

Estes dois conceitos são fundamentais na Psicoterapia Biodinâmica.

Quando eu já vivia e trabalhava em Oslo, percebi claramente que a neurose podia nascer e se desenvolver quando não reconhecemos o respectivo jogo do trágico e do trivial na vida. Tudo começou com uma história que é supostamente autêntica, mas que é certamente inventada. São dois psiquiatras que se encontram numa festa. O primeiro declara: "Descobri um novo tratamento para a depressão. Funciona às mil maravilhas!" O segundo: "Conta como é que você faz!" — "É o seguinte: um dia eu vi uma mulher chegando, uma cinqüentona, completamente deprimida que já não encontrava mais sentido algum na vida e que já não via outra saída senão se atirar da Golden Gate."

— Bom, mas aí o que você fez?

— Eu só respondi: "É, acho que é isto que você devia fazer!" Ela então começou a rir. Eu tinha assim permitido que ela mudasse de nível. Ela estava "salva".

O outro psiquiatra tinha um caráter muito diferente, rígido, experimentalista. Decidiu tentar aplicar este método na primeira oportunidade. Por coincidência, pouco tempo depois, ele teve um caso semelhante, uma mulher da mesma idade, que apresentava os mesmos sintomas. Quando ela falou de suicídio, ele respondeu, com sua voz baixa e lenta: "É, acho que é isto que você devia fazer..." e a mulher se suicidou. Na coisa escrita, é difícil mostrar a diferença. É a modulação da voz. O primeiro psiquiatra expressou seu conselho no modo trivial, humorístico. O segundo pronunciou a mesma frase com um tom sério, essencial. Arthur Koestler, em um de seus livros, analisou muito bem estes dois níveis e mostrou que é impossível viver apenas em um deles. Realmente, se uma pessoa vive só no nível trágico, ela termina no hospital psiquiátrico. E, se vive só no trivial, a vida se torna vazia, sem sentido.

Compreendi especialmente bem esta distinção fundamental quando estava numa festinha na casa da tia de meu marido. Esta senhora, de certa idade, chegou até mim e disse: "Gerda, é estranho, mas cada pessoa a quem pergunto 'Como vai?' começa a me contar sua vida — e eu acho isto bem surpreendente." Um instante depois eu própria me vi contando a ela minha vida e foi então que reparei que ela não dizia "Como vai?" no modo trivial, sem esperar uma resposta em particular, mas ela pronunciava esta frase num tom empático, sério. E cada um, sentindo-se ouvido e, sobretudo, estimulado por este convite, contava sua vida!

Estas "descobertas" me permitiram tornar minha prática terapêutica mais sutil. Se um psicoterapeuta pergunta em tom trivial a um paciente: "Como vai?", é impossível que este responda das profundezas de seu ser. Se, ao contrário, ele usa o nível trágico, empático,

108

o paciente responderá revelando tudo que é essencial para ele. Utilizar estes dois níveis a plena consciência é um de meus instrumentos terapêuticos mais importantes. Se pretendo mergulhar um grupo ou um paciente nas profundezas, em seu passado, em suas emoções profundas, eu me sirvo da voz a nível trágico e assim eles podem atingir o núcleo de sua personalidade. Se quero que o grupo ou o paciente faça simplesmente a experiência da bionenergia a nível mesodérmico, muscular, e não a nível endodérmico, visceral, essencial, eu me expresso ao nível trivial.

Constantemente, eu percebia que antes de começar uma sessão, eu devia agir sobre mim mesma para estar no bom nível. Se eu própria estivesse no nível racional, eficaz, então o paciente estaria também neste nível e eu não poderia conduzi-lo a suas profundezas. É como um rádio: é preciso modular a freqüência. Acho fundamentais estes conceitos e acho esta teoria muito desconhecida. Se os psicanalistas ou os psicoterapeutas não ficassem ao nível racional, eficaz, trivial, os pacientes poderiam entrar realmente em suas profundezas.

A compreensão da importância destes dois níveis, o trágico e o trivial, deu-me a possibilidade de elaborar novas teorias sobre a educação das crianças e sobre a maneira como a neurose se produz e desenvolve. Contarei uma historinha ilustrando este fenômeno: uma criança vai a um psiquiatra por problemas de comportamento. Este soube que tudo começara quando o garotinho havia perguntado a sua mãe: "De onde vim, mamãe?", e a mãe respondera: "Eu comprei você." E o garotinho: "E quanto foi que você pagou por mim?" A mãe: "Dez centavos." Logo depois ele teve um irmãozinho. Perguntou à mãe: "Onde você encontrou ele?" "Eu comprei." "Quanto você pagou por ele?" "Dez mil." Depois disto o garotinho começou a pensar sempre: "Ela não pode gostar tanto de mim quanto dele, pois eu não valho tanto quanto ele." Evidentemente, isto confirmou sua insegurança e sua tristeza por não ser mais o filho único. Sua mãe lhe havia respondido ao nível trivial e com certeza nem se lembrava mais do episódio.

Quando a criança vai para perto da mãe e pergunta "Mamãe, você gosta de mim?", ela espera que a mãe a pegue em seus braços e diga: "Claro que eu gosto de você!" Só que neste momento, a mãe, ocupada e desatenta, só lhe responde muito rapidamente, ao nível trivial: "Claro que eu gosto de você!"

Da mesma forma, quando uma criança quebra uma xícara, que é o trivial para ela, se a mãe, aborrecida e irritada, começa a dizer em tom trágico: "Ah! Mas você é impossível! Você deixa a minha vida tão difícil!", a criança então passa também ao nível trágico e poderá ficar profundamente tocada, ferida. Por isto, com as crian-

109

ças, é preciso aprender a utilizar os níveis de maneira adequada. Da mesma forma, no casal, quando a mulher ficou só o dia inteiro e o marido esteve ocupado em seus afazeres na fábrica, se ela se aproxima e pergunta: "Você me ama?" e ele responde: "Claro que eu te amo, o jantar está pronto?", aí é que se instala um profundo problema não apenas na comunicação, mas na própria harmonia do casal.

Podemos aprender a utilizar estes dois níveis de maneira adequada e a nos colocar na boa "freqüência" com as pessoas com quem estamos. Estes tipos de técnicas sutis, assim como a maneira de ser, profunda, empática, constituem o próprio núcleo central da terapia. É o próprio ser quem é o terapeuta, o curador.

A propósito disto, um dia li numa revista científica que pesquisadores russos haviam conseguido medir a energia psíquica que passava de uma mãe a seu filho e de um curador a seu paciente. Esta energia, e eu o sabia, era a bioenergia. E eu também sabia que uma sala de terapia pode estar cheia desta energia psíquica, curadora, ou vazia e "seca". Quando estou diante de meu paciente, no lugar mais profundo de meu ser, uma energia psíquica passa através de mim e produz um efeito de cura sobre o paciente.

Agora vou contar uma história que confirma minhas teorias. Uma vez veio até meu consultório um câmera de televisão pedir um tratamento pela terapia reichiana: queixava-se de não ter orgasmos satisfatórios. Na primeira sessão, dei-lhe o que desejava: respiração, movimento do corpo... etc., fui muito ativa. Na segunda vez, ele sentou-se à minha frente, na cadeira, a uns cinco metros e me disse que havia corrido pela cidade a manhã inteira e que estava cansado: tudo o que queria era poder estar sentado assim. E seus olhos se fecharam. Meus olhos também se fecharam. Eu pensava: vou espiá-lo através de minhas pálpebras entreabertas. Entrei em minhas correntes descendentes e me senti tão leve, tão bem... Às vezes eu o espiava, para saber se ele tinha aberto os olhos e se queria dizer alguma coisa. Mas nada. Voltei a meu estado anterior, tão fantástico. Ao cabo de cinqüenta e cinco minutos, eu lhe disse com suavidade: "Agora devemos encerrar, nós nos veremos na próxima vez..." Ele partiu sem dizer nada. Voltou para a sessão seguinte; muito alegre, ele me disse que o tratamento havia dado extraordinários resultados e que tinha tido orgasmos maravilhosos. Sentou-se. E aconteceu tudo da mesma forma. Durante muitas sessões, acontecia o mesmo, e eu pensava: "É a nova terapia reichiana!" De cada vez, ele me dizia o quanto era eficaz o tratamento, e como sua vida sexual se tornava fantástica. Na sexta sessão, eu voltava a meu mundo interior, estático, de correntes descendentes, e de repente me passei um sermão: "Não é lá muito justo que você tenha tanto prazer e bem-estar

110

enquanto este homem vem procurar ajuda em você e ainda pague para isto!" Decidi manter os olhos abertos então. Eu pensava enquanto olhava para ele: "Além do mais, se ele abrisse os olhos, poderia pensar que estou dormindo." E lembrei da época de minha terapia com Ola Raknes, e o quanto me havia contrariado vê-lo dormir durante as minhas sessões. Não entrei, portanto, em meu fluxo de energia. Ele partiu como depois de cada sessão. Foi tudo idêntico, com exceção de que não entrei no oceano de orgônio. Quando ele voltou, sentia-se mal, contando que os orgasmos não haviam sido tão bons quanto antes. Expliquei-lhe o que se havia passado comigo e ele me pediu para retomar o tratamento como antes. Ele queria o mesmo tratamento "de sempre". Retomamos as sessões, sentados um diante do outro. E um dia vi a energia que saía dele e a que saía de mim se encontrarem a dois metros e meio perto de nós em um fenômeno de orgasmo de energias. Não lhe disse nada. E quando ele partiu de volta a seu país, estava plenamente satisfeito com sua terapia.

Este episódio confirmou as teses que eu havia lido na revista científica. Eu tinha em mim esta energia psíquica, mas eu a chamava de "libido".

6. Os grupos

Foi por esta época que comecei a conduzir grupos de terapia e de formação. Formação para as massagens e para uma síntese de vegetoterapia e das minhas próprias técnicas, que eu chamava de "bioenergia" e não de "bioenergética". Parecia-me estranho ser assim tão pouco tradicional: na Noruega eu era uma psicóloga clínica e uma psicoterapeuta; e lá, em Londres, era uma terapeuta neo-reichiana que "fazia a bioenergia". Criei o Centro de Bioenergia de Londres que tem meu nome, e um grande número de "pessoas em transição" começou a gravitar em torno deste centro.

Era divertido ver que nesta época os neo-reichianos pensavam que era absolutamente necessário estar nu para a terapia. E assim, quando vinham os grupos, todo mundo se despia. Eu, no entanto, nada havia dito. Muitas vezes eu tinha lá vinte pessoas nuas. Após algum tempo, ninguém mais se despia pois perceberam que não era necessário.

Foi no coração destes grupos que ainda aprendi bastante. Um dia, num grupo de formação, minha filha Ebbah começou a chorar e soluçar repetindo: "Mamãe me largou, ela saiu para velejar com o papai." E lá estava eu, sendo ao mesmo tempo a terapeuta e a mãe. Lembrei-me deste fim-de-semana a que ela fazia alusão e compreendi que eu não havia tido então a sensibilidade necessária para perceber seu problema. Isto me permitiu ver ainda melhor o quanto é importante estar com o coração aberto para educar as crianças.

Eu utilizava os exercícios bioenergéticos de Lowen no grupo. Mas como eu nunca tinha visto Lowen trabalhar, dirigia estes exercícios a meu modo e foi isto que constituiu as bases fundamentais dos grupos de terapia biodinâmica. É uma associação de exercícios biodinâmicos e da parteira de Ola Raknes: "Deixe aparecer o movimento e a emoção... deixe que ele se desenvolva"... Eu utilizava os exercícios de *stress* para desencadear o reflexo de estiramento, que é a potência que pode extirpar do indivíduo sua construção neurótica. Assim o diafragma se libera e o fluxo das emoções recalcadas pode se descarregar. Foi lá que eu compreendi realmente a importância de ter sido em primeiro lugar uma terapeuta trabalhando em sessões individuais. Eu acho que os terapeutas que trabalham em grupos sem antes ter feito sessões individuais têm realmente um lapso em um elemento essencial da formação. Acho que podem cometer graves erros e que não têm com o paciente o *rapport* profundo que convém. Na formação biodinâmica, o estudante-terapeuta passa pelo estudo e a prática da massagem, o que lhe permite descobrir o amor e a tolerância em relação ao paciente. Em seguida, ele conduz sessões individuais sob controle.

Eu aprendi muito nos grupos e desenvolvi novas teorias. Descobri que, por trás de todos estes "horrores" que saíam destes corpos e destas bocas, havia um núcleo maravilhoso, a personalidade primária, cheia de amor e de bondade. Meu objetivo era de que o paciente não ficasse bloqueado nas más experiências, mas que ele sempre conseguisse chegar a um "final feliz" e que o "gelo derretesse". A abertura às boas experiências acontecia quando a frustração solidificada deixava de constituir uma barreira. A experiência dos grupos permite que os seres se purifiquem de seu "reservatório" inconsciente. Então a linda flor pode se abrir: a alma com as qualidades da eternidade. Meu trabalho me deu bastante esperança no futuro da humanidade. Aprendi, enfim, a estar separada de minha exaltação, porque isto termina sendo uma pressão sobre o coração. Minha compaixão se reforçava à medida que eu contribuía para dissolver a neurose dos seres. A infelicidade dos homens é o simples resultado daquilo a que submetemos as crianças. Todas as concepções educativas inventadas pelo superego vêm quebrar a personalidade primária da criança e a espontaneidade do adulto já não é mais possível. A criancinha é obrigada a desprezar seu ser mais profundo pela repressão dos adultos e se torna infeliz. Quando, na terapia, toda esta repressão ressurge e se descarrega, ela pode ser novamente feliz e sentir outra vez a onda oceânica.

7. *A teoria biodinâmica da psicose*

Segundo minha teoria, a psicose se deve à presença de um fluido energético no cérebro. Este fluido energético aparece quando as defesas se quebram, quando a energia sobe ao cérebro e quando tudo aquilo que aparece a nível psicológico e energético não é expressado. Realmente, se guardamos no espírito que o fluido energético não segue somente as membranas musculares, mas pode seguir qualquer membrana do corpo, torna-se muito claro que este fluido energético pode seguir as membranas dos nervos. A particularidade de um fluido energético que segue as membranas dos nervos é que ele pode criar um conjunto de fatores irritantes e também uma estase ao nível das sinapses. A presença dos fatores irritantes e da estase em diferentes regiões do cérebro é a causa fisiológica das alucinações visuais e auditivas. Por outro lado, se levamos nossa atenção ao fato de que este fluido é energético, quer dizer, que ele tem um poder de contração, podemos compreender melhor a origem das alucinações. No psicótico existe o que chamamos de a última defesa, a última tensão muscular, que se encontra na nuca, como um anel, ao nível do atlas. É principalmente nos pacientes histéricos que é mais fácil observar a maneira como se dá a ação de evitar. Quando a energia sobe para a cabeça durante a terapia, principalmente no histérico, pode-se acompanhar seu movimento sob a forma de um deslocamento da coloração da pele; podemos observar que quando esta energia, este fluido energético, atinge o nível da garganta, a energia é desviada e sobe à cabeça. Ela cria então fortes enxaquecas. Este fenômeno de ação de evitar não aparece apenas ao nvel da pele, mas pode aparecer em todos os níveis e nas diversas camadas superpostas do corpo. Se a energia não se expressa sob a forma emocional ou se a provocação não foi muito grande ou se muitas camadas são reativadas ao mesmo tempo, então, ao nível do cérebro, aparecem os mesmos fenômenos que pudemos observar em qualquer nível do corpo. A pressão do fluido energético no cérebro do psicótico é o resultado de conflitos não-resolvidos e do recalcamento. Assim, no cérebro do psicótico, existe um processo psicodinâmico patológico que sobe das profundezas do corpo. Este processo começa na maioria dos casos por uma pressão ao nível do estômago, e em seguida a energia sobe.

É importante notar aqui que a teoria biodinâmica encontra a teoria farmacodinâmica ou farmacológica da psicose. As duas teorias estão, na verdade, de acordo com o fato de que a psicose é causada pela presença de um fluido energético no cérebro. E, particularmente para a teoria farmacológica da psicose, os medicamentos são utilizados para reduzir esta pressão. A diferença importante entre estas duas teorias é, sem dúvida, a maneira como a terapêutica é concebida. Para a teoria biodinâmica da psicose, a massagem aplicada no fluido energético nas membranas vem harmonizar a energia e reabsorver o fluido. É estudando muito especialmente a maneira como se manifesta a pressão do fluido energético sobre as membranas que podemos perceber que o organismo tem suas próprias válvulas de segurança. É um fenômeno bastante conhecido na Medicina que, assim que o sistema simpático se torna hiperativo o sistema parassimpático torna-se ativo, por sua vez. Este fenômeno vem confirmar toda minha experiência e minhas teorias. Para dar um exemplo: muito freqüentemente, depois de uma massagem, o paciente tem uma diarréia. É precisamente o caso de uma destas passagens do sistema simpático ao parassimpático. Isto nos permite compreender melhor a polaridade agressão/depressão. Quando uma pessoa não pode expressar sua agressividade, ela se torna depressiva. É fato bem conhecido em Psicologia: quando uma pessoa tenta ultrapassar um bloqueio, o nível energético se torna mais elevado e a agressão aparece. Se a expressão da agressão é impedida ou freada, podem aparecer dois fenômenos: seja a depressão, seja a inação e a resignação.

É muito interessante comparar a polaridade agressão/depressão com as reações simpáticas e parassimpáticas. Em primeiro lugar surge um aumento do nível energético, um hiperfuncionamento do sistema simpático, um aumento da taxa de adrenalina no sangue, e um movimento ascendente da energia; se, então, a energia é bloqueada por uma ou outra razão, o movimento energético pode prosseguir na forma de choros. Os choros são uma manifestação parassimpática. Sobre este assunto, tenho a seguinte teoria: uma pessoa pode estar bloqueada ao mesmo tempo a nível de sua expressão simpática da agressão e a nível da expressão parassimpática (os choros). Na maioria dos casos de psicose maníaco-depressiva, observei que muitos níveis de agressão e de depressão eram reativados ao mesmo tempo. Uma das válvulas de segurança do organismo está situada precisamente ao nível dos gânglios parassimpáticos da garganta. Estes detêm, param o movimento da energia emocional ascendente antes que ela atinja o cérebro, e assim evitam os riscos da psicose ou de hemorragia cerebral. Contudo, quando a atividade destes gânglios se torna excessiva, aparece a depressão e o rebaixamento do nível energético de todo o organismo. Percebi em minha longa prática que a energia emocional ascendente não circula apenas ao longo do canal intestinal, canal digestivo, mas também dentro das paredes nervosas, dentro das paredes venosas, arteriais e ainda também ao longo de todos os circuitos linfáticos e mesmo através de todas as células.

Quando tratamos um caso de urgência em massagem, podemos também colocar o estetoscópio em qualquer parte do corpo e perceber que há um momento em que a energia se inverte e passa de um movimento ascendente a um movimento descendente. Podemos compreender que a arteriosclerose é uma doença energética; é bem sabido que a arteriosclerose é uma doença resultante do *stress*. Há uns vinte anos houve uma interessante pesquisa na Noruega sobre uma região onde os habitantes consumiam grande quantidade de colesterol em sua alimentação, especialmente gorduras animais. Na análise biológica, estas pessoas apresentaram uma taxa muito pequena de colesterol no sangue. A maior razão para este espantoso fenômeno era o modo de vida extremamente sossegado dos habitantes daquele pequeno vale norueguês. Eram pessoas conhecidas nas regiões vizinhas como gente que não fazia intrigas, não se aborrecia. Havia um dito popular ligado a eles: "Se eu não for hoje, irei amanhã." Seu modo de vida sem tensões implicava que tinham um bom peristaltismo. Por que o colesterol aparece em grandes quantidades no sangue? Esta é uma questão especialmente debatida nos círculos médicos. Eu acho que o colesterol faz o mesmo papel da adrenalina. De um ponto de vista puramente energético, o colesterol faz o papel de uma polaridade negativa, ou seja, favorece a resistência no organismo e assim o aparecimento de um nível elevado de energia. Contudo, se há um estado de estase nas paredes arteriais, ocorre exatamente o mesmo que no caso de uma estase nas paredes dos intestinos. Neste caso, só existe o vazio e uma "pressão de distensão" * quando a energia se retira. Quando a energia circula bem, de acordo com o princípio do plasma-galvânico, o colesterol é dissolvido. Este processo só acontece quando a circulação sangüínea é boa; em caso contrário, o colesterol permanece nas paredes arteriais e a pessoa assim afetada apresenta todos os sintomas da arteriosclerose. Para ilustrar este conceito do fluido estagnado, imagine uma esponja totalmente cheia de líquido: antes de poder fazer entrar mais líquido nesta esponja, por exemplo, um sangue novo, purificado, seria necessário expulsar o fluido estagnado. Normalmente, a pulsação da energia, o movimento rítmico dos músculos fazem este papel. Mas quando há bloqueamentos, quando a energia se retirou, este processo não pode ocorrer.

Um aspecto interessante do psicoperistaltismo é o fato de ter a função de dissolver o excesso de fluido no organismo e, portanto, restabelecer um equilíbrio dos fluidos; por outro lado, falei da diarréia: descarga vegetativa muito forte que serve para eliminar o excesso de fluido nervoso. O que é uma diarréia? Também é um fluido. De onde vem este fluido? Dos intestinos. A diarréia aparece quando as paredes intestinais se tornam muito carregadas de fluido energético e quando a pressão fluídica se torna grande demais. Estas teorias permitem compreender um fenômeno que nos parecerá muito estranho nos dias de hoje: a sangria medieval. O único valor imaginá-

---

* Ver à p. 63, Teoria da Libido.

vel para tal prática é a redução da pressão fluídica. Retirando uma parte do sangue do sistema circulatório, os médicos medievais reduziam a pressão de distensão no organismo.

8. O inconsciente e a teoria embriológica

Freud se fez esta pergunta: Onde se encontra o inconsciente? A teoria biodinâmica responde: o inconsciente está no endoderma. Mas, para ser preciso, convém dizer que o inconsciente está em todo o corpo. O sistema circulatório percorre todo o corpo através das artérias, veias, capilares, até cada uma das células. Para Reich o inconsciente estaria nos músculos. Eu me interessei pelo sistema neurovegetativo inicialmente por Pavlov e suas teorias sobre a neurose experimental. Ao ler Pavlov, fui atraída por suas experiências com cães. A experiência clássica era assim: Pavlov obtinha do cão, pelo mecanismo do reflexo condicionado, a produção de saliva ao emitir um determinado som e dava como recompensa um pedaço de carne ao animal. A neurose experimental ocorria quando se criava no animal uma confusão entre estes reflexos condicionados. Acontecia um verdadeiro conflito em seu sistema neurovegetativo. Para a teoria biodinâmica, a neurose tem raízes neste conflito, que existe no próprio interior do sistema neurovegetativo.

Nesta época eu também me interessava bastante por algumas experiências com ratos. O primeiro treinamento dado aos ratos era fazê-los saltar dentro de um círculo aberto no centro de uma folha de papel e, quando eles saltavam, eram recompensados com um pedaço de queijo. No segundo tempo deste treinamento, quando o papel era negro, eles não recebiam nenhuma recompensa, mas uma punição. Quando o papel era branco, havia uma recompensa. Enquanto os ratos eram deixados livres para saltar quando vissem o sinal, ou de não saltar, e portanto, de serem recompensados ou punidos, não apareceu a neurose experimental. A terceira fase era misturar continuamente os papéis negros e brancos de tal maneira que o rato já não podia ter suas referências e saltar para obter a recompensa ou não saltar para evitar sua punição: podia-se constatar então que o rato, completamente confuso, não saltava mais. A quarta fase da experiência era obrigar os ratos a saltar assustando-os: observou-se que os ratos que eram obrigados a saltar contraíam uma neurose experimental; permaneciam estendidos por horas, com os olhos revirados. A seguir, os ratos que haviam sido submetidos a esta experiência apresentavam graves problemas de comportamento relacional com seus congêneres; contudo, quando os ratos podiam escolher saltar através do círculo ou saltar por baixo da mesa, ocorria um conjunto de coisas diferentes: os que tinham podido não saltar através do círculo saltando da mesa, não se tornavam neurotizados. Isto nos leva a uma constatação muito interessante sobre o *rapport* do livre--arbítrio e o sistema vegetativo. Quando se deixa o livre-arbítrio no indivíduo, o sistema vegetativo está realmente em contato com o sistema motor.

Na experiência de que acabamos de falar, a neurose aparecia exatamente quando o conflito entre o sistema vegetativo e o sistema motor se tornava insolúvel. É claro, este conflito provocava uma estase muito importante ao nível dos órgãos internos. Na terapia biodinâmica, trabalhamos exatamente assim: conectamos o sistema vegetativo ao sistema motor, permitimos a expressão emocional e o movimento do corpo, o movimento expressivo do corpo. Desta forma, já não pode haver acumulação da estase nas profundezas do organismo. Quando se pretende curar realmente a neurose, elimina-se este profundo conflito existente ao nível do sistema vegetativo. Pelo trabalho biodinâmico, que libera o peristaltismo intestinal, podemos dissolver o conflito que existe no seio do sistema vegetativo, antes mesmo que ele chegue até a consciência. A particularidade do nosso método psicoperistáltico é que nós podemos precisamente desfazer, dissolver esta estase trabalhando sobre qualquer parte, nível ou camada do organismo: o ventre, o peito, a cabeça.

9. *O Eu-motor e a regulação diafragmática*

Ocorre com freqüência a possibilidade de se fazer um tratamento bioenergético sem no entanto tocar-se realmente, verdadeiramente, o núcleo, o fundamento da neurose. A respeito disto, agora falaremos de um aspecto muito importante da terapia neo-reichiana que foi desenvolvido por Alexander Lowen. A engenhosa idéia de Lowen é de fazer com que o paciente, por certas posições e certos exercícios, encontre o meio de fazer descer a energia da cabeça às pernas, depois aos pés, de alguma forma e colocá-la na terra. Este método parece especialmente interessante no tratamento da neurose pois estes exercícios permitem reduzir a pressão do fluido energético no cérebro. A parte de Lowen se articula em torno dos níveis mesodérmicos, ou seja, das camadas musculares. Nossos métodos utilizam bastante as técnicas de Lowen, mas de maneira biodinâmica. Quer dizer, para nós, os exercícios de *stress* se destinam ao surgimento de uma provocação a nível do canal intestinal, canal emocional; depois deixamos aparecer a catarse, a descarga e, finalmente, encorajamos o enraizamento. O enraizamento dá então uma sensação de força e segurança pelo uso do sistema motor e dos grandes músculos do esqueleto. O enraizamento permite fazer a conexão de maneira profunda entre as duas grandes formas de energia interna do organismo, a energia do isto e a energia do aparelho locomotor conduzido pelo Eu-voluntário. Resumindo, podemos dizer: Para que não haja a neurose, não é necessário que haja conflito entre a energia libidinal e os movimentos voluntários do organismo.

Na situação não-neurótica, a energia cósmica dentro do organismo dá uma potência e uma força particulares a cada um dos movimentos voluntários. A neurose se instala precisamente a partir do momento em que a energia instintual é detida, bloqueada pelo Eu-voluntário que controla o aparelho locomotor, e é assim que se cria a couraça muscular. Em todos os níveis da personalidade aparece então um conjunto de conflitos entre as pulsões e sua expressão; é assim que no neurotizado a expressão de si está consideravelmente reduzida. Tenho a seguinte hipótese: o mesoderma apresenta duas vertentes, a primeira em relação com o sistema nervoso central e a segunda, com o sistema neurovegetativo. Podemos dizer que uma face do mesoderma está conectada com o sistema nervoso central, com o Eu-voluntário, e que a outra face está conectada com o sistema vegetativo, com o isto. Haveria também de alguma forma um lado mesodérmico-ectodérmico e um lado mesodérmico-endodérmico.

Paul Boyesen expressa assim a correspondência com os níveis embriológicos: ele chama o endoderma, o nível mais profundo do orgânico; o mesoderma, o nível da conexão orgânica; e o ectoderma, o nível do conceito.* Agora falaremos de uma noção muito importante, a do Eu-motor. A nosso ver, o Eu-motor é um regulador emocional, o que significa que a couraça muscular também é um regulador emocional que, de alguma forma, se congelou, se solidificou. O homem deve estar em condições de controlar suas emoções e de não ser sua vítima. O que caracteriza uma pessoa sadia é que ela não é obrigada a reprimir nem a explodir uma determinada emoção. O Eu-motor tem também uma função muito importante, a de modular a intensidade das emoções, e isto só pode ser obtido pela força do Eu; esta força atua através do sistema motor e dos músculos do esqueleto. Um músculo entre todos os outros é muito importante: o diafragma. Se imaginamos que a energia instintual, emocional, sobe desde as paredes intestinais, podemos compreender a importância do diafragma. Quando ele se contrai e se abaixa, ele impede a subida da energia à cavidade torácica e, conseqüentemente, às zonas de expressão emocional: a cabeça, os braços, as mãos. Inversamente, quando escolhemos expressar uma emoção, o diafragma pulsa e bombeia de alguma forma a energia da cavidade torácica e a envia às zonas de expressão. No caso de um grave perigo, o papel do Eu-motor deve ser o mais

---

* O nível ectodérmico predomina no tipo cerebral que conceitua mais facilmente que um acesso difícil a suas emoções.

reduzido possível a fim de que a energia instintual se manifeste em toda sua potência, seja no grito, seja na fuga, seja no combate. Nesta situação, dois fenômenos de superposição cósmica aparecem, um resultando da superposição da energia proveniente dos ossos esponjosos do crânio, com a energia proveniente da pélvis, o segundo, entre a energia da circulação do sangue e a energia da pélvis. O papel do Eu-Motor é muito importante. Nas crianças pequenas o Eu-motor está pouco desenvolvido. Poderíamos dar um grande passo na profilaxia das neuroses se a educação das crianças não fosse feita de tal maneira que o organismo sempre estivesse habitado por um antagonismo entre o isto e o Eu, entre a energia instintual e a energia voluntária.

Tive uma interessante confirmação desta teoria ao trabalhar com uma pessoa esquizofrênica. A certo ponto da sessão, esta paciente esquizofrênica reviveu um episódio de sua vida aos três anos: sua energia tinha vindo totalmente às mãos; ela queria sentir cada coisa, cada objeto do mundo com suas mãos e a impressão nos dedos era uma impressão de grande doçura; mas seus pais intervieram e disseram: "Não toque isto", "não toque aquilo"; sua libido então se havia retirado completamente de suas mãos e de suas extremidades. Grande parte de nossos movimentos para o mundo são produzidos pela energia libidinal; quando a energia fisiológica entra em superposição com a energia voluntária, o fluxo da libido é completo e a pessoa poderá experimentar prazer em sua relação com o mundo. Quando, na sessão, a paciente esquizofrênica ressentiu novamente esta energia libidinal em suas mãos e pôde explorar o mundo como ela o desejava, ela voltou a sentir pela primeira vez, desde muito longo tempo, a libido em todo seu corpo; ela sentiu-se unificada e não separada, não em pedaços.

10. A circulação libidinal e o bem-estar na independência

Wilhelm Reich escreveu um livro intitulado *A Função do Orgasmo*. A partir daí, a maioria das pessoas pensa que o orgasmo é a única maneira de se libertar de suas tensões. Esta interpretação abusiva dos textos de Reich criou um novo tipo de compulsão, um novo tipo de superego, que podemos denominar "superego terapêutico reichiano". O que pude observar durante os longos anos de minha prática terapêutica, é que a vontade de fazer amor se torna uma necessidade absoluta quando a pessoa está bloqueada em seu movimento de energia ascendente e não pode encontrar por si o meio de transformar, de "deixar derreter", esta energia num movimento de energia descendente; harmonizante. No coração desta problemática quero introduzir o conceito de "circulação libidinal". Quando uma pessoa tem sua própria circulação libidinal, ela já não pode mais ser vítima da compulsão sexual ou vítima de uma relação hipersimbiótica com outra pessoa. Para que disponha de sua própria circulação libidinal, é preciso que a pessoa tenha um grande amor por si e que possa sentir a cada instante o amor dentro de si mesma e não no exterior. A criança nasce com sua própria circulação de energia, com um sentimento de onda oceânica que a mantém num estado de profunda felicidade, de contentamento interior e a criança não é dependente de outra pessoa, exceto, naturalmente, em relação à alimentação e os cuidados que deve receber. Entretanto, quando o bebê está deitado em seu berço, sua circulação libidinal lhe dá a paz interior. É somente quando a fome ou um desconforto qualquer vem deter a circulação libidinal que a criança reage e se manifesta para que a mãe venha para perto de si, trazer o alimento ou o conforto e os cuidados necessários.

Cada ser vivo nasce com a circulação libidinal autônoma, até a ameba, até o verme, e para mim a finalidade mais importante da terapia é levar a pessoa a reencontrar sua circulação libidinal e sua própria felicidade interior. A circulação libidinal está muito ligada ao psicoperistaltismo. Nas situações de alerta é bastante normal que haja uma elevação das taxas de adrenalina no sangue e que a energia esteja inteiramente focalizada no sentido da ação. Então aparece um verdadeiro princípio de desprazer que tem a função de mobilizar completamente todas as forças disponíveis para agir e lutar. A seguir, a energia deve se dispersar e a circulação libidinal ser restabelecida. Mas muitas vezes esta dispersão e esta harmonização da energia não ocorrem e está aí o bloqueamento mais importante, está aí a causa mais profunda da neurose.

De alguns anos para cá, há uma nova concepção de terapia, que pretende que esta seja dolorosa. Não estou de acordo: esta concepção e suas aplicações são realmente, a meu ver, antiterapêuticas. Quando os pacientes, assim levados, entram muito na descarga emocional, a descarga daquilo que é chamado "o sofrimento primário", a energia bloqueia-se na garganta; a circulação libidinal está então verdadeiramente perdida pela segunda vez. Nestes casos, ou melhor, os casos dos pacientes que poderíamos chamar de secundariamente neurotizados, segundo minha opinião, permitem o derretimento, dissolução, a circulação desta energia.

Em cada sessão da terapia biodinâmica, em primeiro lugar há uma provocação, mas no fim há sempre o que chamamos de *happy end*. A energia liberada pela descarga está então pronta a retornar à circulação libidinal total.

Observei muitas vezes que há bastante equívoco sobre as pessoas felizes. Costumo chamar este processo de "um lado do espelho" e "do outro lado do espelho". O que acontece de um lado do espelho é que o paciente está sobrecarregado de defesas neuróticas, está só, procura a toda hora evitar os conflitos, e está muito temeroso de se reencontrar em relação com os outros. Num paciente assim afetado, todo sorriso ou atitude de felicidade é um paliativo, uma máscara ou uma idealização. O paciente procura, por seu comportamento superficial, evitar seu ódio profundo, seus conflitos, a depressão subjacente e sua raiva. É o que ocorre quando ele está muito bloqueado. Mas, quando o processo de desbloqueamento das energias profundas está bastante bem avançado, a energia previamente "encapsulada" começa a circular. O paciente reencontra uma verdadeira circulação libidinal, sai de seu "bem-estar" na dependência para entrar num bem-estar na independência. Descobre sua própria segurança interior e a confiança em si. Do outro lado do espelho, a situação é bem diferente: a pessoa pode muito bem, e permanentemente, sentir-se feliz; é claro, a pessoa que assim descobriu sua felicidade interior vai reagir emocionalmente como um todo às situações e às demandas da vida cotidiana mas tem, a cada instante, a possibilidade de reentrar em contato com sua circulação de energia, sua circulação libidinal, o que lhe dá um sentimento de bem-estar e de segurança. Diante destas pessoas, muito freqüentemente manifesta-se uma atitude negativa por parte das outras pessoas que ainda estão no primeiro lado do espelho. Elas acham que este bem-estar e esta felicidade interiores são uma falsificação, uma atitude falsa, uma pose; e tentam escapar, por uma atitude superficial, a seu sofrimento profundo.

Lembro-me, particularmente, de um homem que veio dos Estados Unidos para me consultar; ele havia ouvido dizer que eu fazia o "primal" bem antes de Janov. Viera provar que não era nada. Quando abri a porta de meu consultório, olhou-me da cabeça aos pés e disse: "A senhora tem um ar tão feliz que deve haver alguma coisa de verdadeiramente doloroso que a senhora tenta esconder." Ele estava deste lado do espelho. Esta distinção entre os dois lados do espelho é especialmente importante para o trabalho terapêutico em grupo. Na realidade, se um dos participantes está do outro lado do espelho, ou seja, se ele tem sua própria circulação libidinal, poderá acontecer que os outros participantes procurem fazê-lo sentir que esconde algo ou que está em falso; e, por exemplo, quando esta pessoa expressa o desejo de estar só por um momento, de ter aquilo que chamo de intimidade animal, eles poderão censurá-lo por buscar evitar nela os conflitos. É aí então que o terapeuta consciente deve intervir para que não se forme nesta pessoa um conflito neurótico resultante da confusão entre o superego elaborado do primeiro lado do espelho e o que realmente se passa do outro lado do espelho. Para a pessoa que passou ao outro lado do espelho, sua atitude, às vezes fria, não pode de maneira alguma continuar a ser interpretada como ação de evitar, maneira de fugir da consciência de seus sentimentos reais, mas esta atitude deve ser compreendida como uma proteção, a proteção da circulação libidinal. Esta proteção também permite o desenvolvimento interior. Quando uma pessoa passou mesmo ao outro lado do espelho, ela se torna ao mesmo tempo mais extrovertida e mais introvertida. Quanto mais o processo de purificação e de liberação da energia prossegue e mais o peristaltismo permite uma tomada de consciência dos diferentes níveis da realidade, mais a verdadeira personalidade se desenvolve, bem como os níveis superiores da consciência, aquilo que Carl Gustav Jung chamava de "o seu"; pois a circulação libidinal não apenas dá o bem-estar interior, mas também, uma consciência da circulação energética através de cada célula, através de cada órgão. O potencial energético está então consideravelmente aumentado e, em especial, o potencial vibrador do cérebro. Isto ocasiona diferentes níveis de consciência: a pessoa tem acesso ao nível dos arquétipos e toma uma consciência mais elevada de seu potencial criativo.

Certas dificuldades podem surgir nos casais quando uma das duas pessoas descobre sua própria circulação libidinal e a outra ainda está na circulação dependente. Nesta hora, uma nova compulsão parece aparecer: no casal, as duas pessoas devem estar corporalmente juntas o tempo todo. Introduzi o conceito de intimidade animal para designar a necessidade que acontece nas pessoas que têm uma circulação libidinal total. Elas têm uma nova necessidade, a de ter tempo para estar a sós consigo mesmas. A manutenção da circulação libidinal precisa do tempo, da solidão física e espiritual, para o psicoperistaltismo e para o desenvolvimento espiritual. Muitas vezes isto é interpretado pela outra pessoa do casal como um abandono. A pessoa que perdeu sua circulação libidinal está em permanente dependência de alguma coisa ou de alguma pessoa. A circulação libidinal total é o que permite o abandonar-se completamente à fusão orgástica e ao ato sexual genital. Quando uma pessoa está numa situação de "felicidade na dependência" ela tem, para poder sentir o amor, de encontrá-lo no exterior dela mesma. Ela não está em contato com o amor que existe no interior de si mesma. Isto criará a dependência e alimentará o sentimento da catástrofe que poderia acontecer se não se faz as coisas necessárias para conservar o amor do outro. Tal pessoa não pode estar só em caso algum; suas relações amorosas devem ser simbióticas, ela não possui liberdade interior.

Quando, ao contrário, a pessoa entra profundamente em contato com o amor que há em seu interior, que ela o percebe com força particular especialmente através de sua circulação libidinal, aparece um sentimento de respeito por si mesma e um sentimento de contentamento: a dependência diante das situações exteriores já não tem a mesma importância. A pessoa que tem sua circulação libidinal completa não tem nenhuma necessidade de se tornar uma "sugadora", não precisa mais retirar sua energia de outra pessoa, ela pode dar e receber como uma pessoa que já atingiu sua maioridade. As relações com os outros tornam-se consideravelmente melhores, porque elas partem de um centro, um centro interior livre; não há mais a necessidade de prender, de se "grudar", de tentar obter algo de alguém. Sabemos que a maioria das relações amorosas se destroem por isto.

Podemos retraçar este fenômeno de dependência até a criança que perdeu sua circulação libidinal, seu sentimento de bem-estar na independência e seu contentamento interior, e que, por sentir seu corpo de maneira agradável, deve tudo esperar do contato com sua mãe. A maioria das mães cujo filho perdeu sua circulação libidinal brinca com esta faculdade de dar ou de não dar, para guardar o poder sobre ele. Usando esta espécie de chantagem, a mãe consegue chegar a fazer com que a criança faça tudo o que ela quer. É preciso compreender bem que a criança que perdeu sua circulação libidinal está num estado de necessidade constante de reencontrá-la e tenta reencontrá-la colocando-se muito junto da mãe, obtendo sua ternura e suas carícias. É a partir desta necessidade, criada a partir da perda da circulação libidinal, que a mãe pode agir de maneira sutil e forte ao mesmo tempo, para levar a criança a uma situação que chamamos de personalidade secundária, cujas características são a dependência para o prazer e o não-contato com o interior do corpo e as emoções. É assim que a criança se torna muito obediente e muito dependente. Surge então-nela um sentimento de catástrofe iminente, quer dizer, ela sabe e sente que sua mãe pode lhe retirar a libido e seu amor a qualquer momento: quando bem lhe agrade ou então quando a criança fizer algo que não agrade à mãe. A criança entra então numa situação em que é teleguiada por todos os sinais de aprovação ou desaprovação que possa sentir por parte de sua mãe.

No oposto desta situação bloqueada temos a posição da criança que está do outro lado do espelho: a energia do amor, a energia do coração, a energia em todas as células, a energia nas partes genitais, a energia cósmica em todo o corpo, tudo isto é similar e é possível reconhecer este profundo pertencer à natureza. As crianças do outro lado do espelho têm um coração muito sensível e uma grande capacidade de amar. A energia cósmica corre em ondas por todas as células, passa na direção de outra pessoa, e as correntes de energia cósmica da outra pessoa também são recebidas. A perda da circulação libidinal e do sentimento de bem-estar na independência pode ter lugar muito cedo. Ela se deve às "interrupções".

11. *O efeito da interrupção*

A criança está ocupada em se distrair: está inteiramente em seu próprio universo, no centro de sua circulação libidinal, em seu sentimento de independência e isto é um verdadeiro jogo libidinal. A criança está então invadida por um imenso sentimento de alegria, esquece completamente o resto do mundo, está concentrada, absorta em sua brincadeira. Se a mãe aparece de repente dizendo: "O que é que você está fazendo?", estas palavras e o tom em que são pronunciadas constituem um verdadeiro choque para a criança aberta; ela cria então um reflexo de sobressalto, a energia se retira para as profundezas do organismo. Este incidente cria uma tensão residual que vem a impedir a circulação libidinal. Cria também um fenômeno de antecipação, ou seja, quando a criança está outra vez absorta numa brincadeira, ela já não poderá se entregar a sua onda libidinal por causa do choque e do medo de sua repetição. Este choque não aparece só ao nível físico, mas também ao nível da aura e é nisto que consiste o choque maior. Sobre todas estas questões, os pais devem estar muito atentos, pois a criança é bem mais aberta do que nós. Descobri na terapia que os choques na aura podem ser particularmente perigosos. Tentarei explicar este fenômeno: se uma pessoa está tendo relações sexuais especialmente satisfatórias e, subitamente, uma pessoa entra no aposento perturbando as relações, um choque muito sério poderá ser registrado. Da mesma forma, quando num grupo, alguém está fazendo o exercício chamado "a medusa" — que é um exercício orgonômico no qual cada pessoa poderá sentir uma intensa circulação libidinal cujas vibrações podem tornar-se muito potentes e conduzir até o êxtase — se, em tal situação, uma outra pessoa vem atacar a primeira, isto poderá ser realmente terrível e ter conseqüências nefastas para o conjunto da personalidade e do organismo.

A teoria que desenvolverei agora é desconhecida da maioria dos psicólogos e dos especialistas da criança. Por isto é muito importante divulgá-la junto aos pais a fim de evitar acidentes graves ao nível da energia. Quando um adulto vê uma criança brincar com seus pés e seu dedos no berço, pode perguntar-se: ela não se cansa nunca? A resposta é muito simples: quando uma pessoa tem sua circulação libidinal, ela jamais se aborrece porque está realmente na eternidade. É uma espécie de nirvana. A essência da terapia para mim é ajudar os seres a retornarem a este nível de consciência da circulação libidinal. Por outro lado, se uma pessoa está particularmente bloqueada e insensível, ela precisa de intensas estimulações a nível sexual, a nível das perversões, dos livros de terror ou filmes de suspense com sangue, sexo e violência. A pessoa bloqueada precisa sempre de acontecimentos fortes; mas quando ela encontra seu ser "tântrico" e libidinal, ela vive as mais extraordinárias aventuras nas coisas mais simples da vida cotidiana. Do outro lado do espelho não estaremos nunca em estado de aborrecimento. Toda a percepção é modificada, as coisas são vistas sob múltiplos ângulos, uns mais maravilhosos que

124

os outros; aparece então o que C. G. Jung chama de sincronicidade, ou seja, a vida vem à pessoa.

Muitas coisas podem parecer ternas, chatas, mornas para o adulto, mas para a criança que conserva sua circulação libidinal ou para o adulto que a reencontrou, cada coisa é surpreendente. É por isto que o trabalho terapêutico é tão enriquecedor e tão vigorosamente gratificante para o terapeuta quando ele consegue levar o paciente ao reencontro de sua circulação libidinal e a esta percepção das cores e do impacto de cada uma sobre o ser. Lembro de que, quando descobri minha própria circulação libidinal, tudo — as cortinas, a janela, o papel de parece pintado — tudo tinha uma característica fora do comum, como se fossem objetos de arte, uma pintura, um quadro. Contudo, nada havia mudado, apenas meu olhar havia mudado, havia reencontrado sua radiância. É interessante notar outra coisa a respeito disto. A criança gosta muito de ter os pais ou algum adulto por perto. O problema neste caso está em que os adultos sempre ficam achando que é preciso dar atenção à criança, ou que brinquem com ela, e esta intromissão interrompe a brincadeira da criança, o mundo mágico de sua circulação libidinal. A criança pode muito bem conservar sua circulação libidinal na presença de um adulto. A vida entre pessoas que têm sua circulação libidinal é muito fácil... Eu poderia, por exemplo, compará-la à dos peixes num aquário: os peixes estão incessantemente numa relação positiva entre si e, no entanto, cada um continua a vaguear em sua própria viagem, em seu próprio caminho submarino. Da mesma forma, cada uma das pessoas está em permanente relação com as outras, sem por isto perturbá-las e sem que por isto cada gesto ou ação deva ser interpretado como um "você não gosta de mim". Wilhelm Reich fala da diferença entre o indivíduo mecânico e o indivíduo vivo. Ele demonstra que o indivíduo mecânico tem muita inveja da radiância do indivíduo bioenergético. Ele chama isto de "a morte do Cristo".

Logo que cheguei a Londres observei que os indivíduos mecânicos apresentavam dois traços particulares: estavam constantemente descontentes, ou eram invejosos. Estas pessoas invejosas se comportam como vampiros diante dos indivíduos vivos. Elas realmente sugam a energia dos indivíduos bioenergéticos e podem chegar a deixá-los muito doentes. Este é um fenômeno muito comum nos casais; eu chamo de "vampirismo no casal". Por outro lado, o indivíduo mecânico compulsivo sem a radiância bioenergética é atraído, em geral, por um ser bioenergético radiante. É muito comum que uma jovem radiante, espontânea, bioenergética, despose um homem rígido, compulsivo; mas, com o passar do tempo, o homem calcificado quer transformar sua mulher, para torná-la rígida como ele e submetê-la a suas exigências compulsivas. Ele começa em primeiro lugar por perturbar sua circulação libidinal; aparece a estase e o fluido energético, seguindo o princípio plasma-farádico, instala nela uma contradição crônica. Inúmeras dores psicossomáticas acompanham esta atitude e estes fenômenos energéticos, podendo levar ao aparecimento da obesidade. Ela se torna realmente doente. No decorrer de minha carreira encontrei numerosos exemplos deste fenômeno; e vi mulheres jovens desenvolverem doenças graves e apresentar tendências suicidas. Na terapia destas pesosas, é muito importante dar-lhes apoio e aprovação, para que elas sintam profundamente que têm razão.

Contarei uma historinha para ilustrar o que disse. Um chefe de escritório na Noruega levou sua esposa ao hospital psiquiátrico dizendo que ela estava louca. O Doutor Braatoy recebeu-os e, olhando para este homem rígido e compulsivo, simplesmente lhe disse: "O senhor tem bastante certeza de que ela está louca?" Foi aí que o homem compreendeu o que estava a ponto de fazer. O ser compulsivo é tão pouco natural em suas exigências em relação a si mesmo e às pessoas que o cercam que ele termina interrompendo e destruindo a circulação libidinal de uma pessoa bioenergética. Num segundo tempo, a personalidade rígida chega a criar um sentimento de culpabilidade na pessoa bioenergética pois esta se dá conta de que lhe é impossível satisfazer as demandas do superego da pessoa compulsiva. Na pessoa bioenergética aparece também a confusão: surgem todos os sintomas neuróticos por sobre um núcleo profundamente vivo e sadio. A terapêutica conveniente a estas pessoas é dar-lhes a aprovação e a garantia de que elas estão em seu direito — que não é possível que mudem seu esposo, a menos que esteja claro para elas que o sentimento de culpabilidade seja criado e mantido. Assim que elas conseguem se separar deste sentimento de culpabilidade e desta confusão, elas podem então, tomando algum tempo suficiente para si, reencontrar sua circulação libidinal. Quando auxiliadas por um terapeuta, estas pessoas conseguem reencontrar e conservar sua personalidade primária.

Gostaria de voltar a insistir num ponto muito importante: a interrupção da circulação libidinal é realmente pior numa pessoa que está acostumada a ela do que numa pessoa que já a perdeu há muito tempo e que só a reencontra muito raramente. Quanto mais a energia está presente, mais aparece o fluido e cria as contrações e a estase.

A propósito, contarei agora um outro caso que também ocorreu num hospital em que eu trabalhava na Noruega. Trata-se de dois casos de neurose obsessiva. A primeira pessoa jamais podia ir aos banheiros, tinha de lavar as mãos cem vezes por dia e precisava de duas horas para se vestir ou se despir. Este caso patológico foi levado por sua mãe; era visível que a doente era a filhinha muito obediente a sua mãe. Fiz a mãe visitar o hospital e apresentei-lhe uma doente que sofria de uma neurose obsessiva muito mais grave que a de sua filha. E quando a mãe a viu, exclamou: "Oh! Mas que garota maravilhosa, como ela foi bem-educada!" Ficou-me bastante claro que a neurose obsessiva havia sido produzida pelas exigências da mãe. Estas exigências tinham sido impostas com tanta força à menina que haviam destruído sua circulação libidinal. A personalidade sadia da pessoa que se torna compulsiva está completamente recalcada, destruída. A seguir, o caráter compulsivo tenta criar em volta um máximo de personalidades compulsivas pois se lhe torna impossível suportar a circulação libidinal.

Gostaria de precisar um ponto: quando a circulação libidinal é destruída, o caráter maravilhoso e mágico da vida desaparece. A felicidade interior, o nirvana interior, são destruídos. Foi dada no teatro uma excelente representação de *Alice no País das Maravilhas*, e podia-se ver muito bem como, do outro lado do espelho, Alice estava no mundo mágico, misterioso, maravilhoso e como, incessantemente, suas aventuras eram interrompidas por um reflexo de sobressalto, com a mãe gritando: "Alice, está na hora do chá!" Quando a mãe se introduz lentamente no mundo mágico da criança e a ajuda a retornar a um nível de consciência comum para ir comer ou dormir, nenhum problema aparece. Estará tudo na maneira de intervir, diante da criança, quando ela está no mundo mágico de sua circulação libidinal. Se a voz que chama a criança é dura, rígida e mecânica, o reflexo de sobressalto aparece. É importante, a respeito disto, deixar bem especificado que o mundo mágico da criança não é um mundo irreal ou oposto ao real. No mundo mágico, a pessoa não está fora do mundo; ela está simplesmente completamente absorta em sua atividade, ela faz corpo com sua atividade.

Lembro-me de Ola Raknes dizendo que quando escrevia um livro a máquina, ele se sentia sendo a máquina de escrever. Quando um indivíduo perde esta capacidade de se absorver de maneira agradável em sua atividade, todo o trabalho se torna uma obrigação, um dever, uma dor. A concentração e a atenção tornam-se então tensões muito fortes e colocam a pessoa num princípio de desprazer. Toda a atividade de brincadeira e todo o trabalho são para a criança atividades profundamente libidinais. Para nós é realmente necessário retornar a nossa libido estando no meio de outras pessoas, amando, fazendo amor, comendo, mexendo, em todas as atividades da nossa existência. Quando gozamos inteiramente de nossa circulação libidinal, sentimo-nos muito mais leves, nenhuma estase pode aparecer. Quando a energia realmente circula, estamos fisiológica e psicologicamente em boa saúde.

Se comparamos a nossa teoria à teoria freudiana, não é preciso crer que preconizamos um abandono do princípio de realidade; bem ao contrário, a realidade é fundamental, mas a realidade é maravilhosa. A pessoa cuja circulação libidinal é total tem uma percepção bem maior, bem mais vasta da realidade, uma capacidade de adaptar-se a ela e de a ela responder corporal e psicologicamente de maneira mais leve, mais flexível, mais harmoniosa.

12. *O enraizamento de Lowen*

Como já disse anteriormente, utilizamos o enraizamento de Lowen de maneira biodinâmica, o que quer dizer que nos servimos de dois exercícios de *stress* de modo a provocar um estiramento dos reflexos de sobressalto, estruturados no organismo.

É muito importante saber quando convém "desenraizar" um paciente a fim de remover suas defesas neuróticas. Mas é da maior importância saber quando um paciente tem necessidade de ser enraizado e estar por mais tempo em contato com aquilo que chamo seu eu-motor, sua força e sua regulação emocional. Enraizar ou desenraizar depende das condições e da fase da terapia.

Nenhum terapeuta deveria "trabalhar" sobre um paciente de maneira que ele regressasse fora das sessões: isto é muito "desenraizante". O importante é regular a terapia de tal maneira que o paciente possa encarar seus problemas e que ele possa até mesmo viver melhor sua vida cotidiana. Quando a terapia está mal-regulada, o paciente termina por viver apenas nas horas das sessões e a terapia domina sua existência. Isto ocorre quando um paciente é levado por um terapeuta a encarar estruturas conflituais muito profundas; o paciente então se torna compulsivo, ele quer "passar através" ou "botar tudo para fora".

O princípio de harmonização (o "derretimento" psicoperistáltico) inverterá a pressão subjetiva para uma objetividade e realidade. Ainda que muito "material" profundo deva ser evocado para ser eliminado do sistema, o paciente jamais se torna uma vítima do processo terapêutico, graças aos métodos psicoperistálticos.

Como sempre, quando eu havia conseguido desenvolver uma parte especial de minha teoria, foi-me dada uma confirmação, proveniente de um outro domínio do conhecimento.

A filosofia religiosa indiana divide as pessoas em três tipos:

— TAMA, ou seja, os seres de pedra (couraça muscular e tissular);

— RAJA, o fogo ou os guerreiros;

— SATWA, os seres parecidos com o sol que brilha.

Esta divisão confirma os métodos que uso tanto em terapia individual quanto em terapia de grupo.

E também, a filosofia indiana recomenda utilizar o fogo para fundir a pedra. Em meus métodos terapêuticos, acontece-me utilizar o fogo — quer dizer, um tratamento muito forte para quebrar uma couraça muscular muito rígida.

Os hindus dizem que o sol que brilha amansará o guerreiro. Este foi o caso de uma paciente de que falarei um pouco mais adiante, que gritava há anos "eu te odeio"; ela derreteu graças ao sol que brilha.

Enfim, os seres do tipo "sol que brilha" devem receber métodos apropriados logo assim que entram na dimensão transpessoal, da meditação, das ondas alfa e da supraconsciência.

Na prática terapêutica da Psicologia Biodinâmica, combinamos os exercícios de *stress* com o método do estímulo interior. Este método procede de uma síntese harmoniosa da técnica de Ola Raknes, dos exercícios de Lowen e de técnicas que desenvolvi. Esta síntese é, portanto, um produto da prática psicanalítica e das práticas da análise bioenergética de Lowen. O método freudiano das associações é o primeiro método de estímulo interior tomado simplesmente ao nível ectodérmico, ao nível cerebral. Na prática terapêutica biodinâmica, o estímulo interior compreende não apenas as imagens, mas também os sentimentos e as sensações corporais. Por outro lado, a expressão é encorajada tanto do ponto de vista mental quanto do ponto de vista emocional e corporal. Utilizamos principalmente os exercícios de Lowen para atingir um nível de consciência de "desrepressão". Na prática terapêutica da Psicologia Biodinâmica, a cada instante descobrimos a validade das teorias de Freud; contudo, jamais a interpretamos. O paciente revive as cenas recalcadas com uma tal intensidade que é como se ele as vivesse no mesmo instante em que elas aconteceram. A catarse aparece com muitas imagens ou com lembranças muito precisas em nossa terapia. Esta catarse implica o mental e o corpo inteiro. O movimento da catarse parte das profundezas do corpo, do endoderma, passa pelos canais expressivos mesodérmicos e se conecta com a memória a nível ectodérmico. É no próprio movimento deste processo que nosso método se distingue fundamentalmente do de Alexander Lowen. E embora no trabalho de análise bioenergética apareçam ab-reações, o objetivo terapêutico é diferente. Lowen procura principalmente obter os tremores bioenergéticos e as sutis vibrações em todo o sistema muscular. Ele está mais particularmente orientado para a liberação da energia no mesoderma. A terapia biodinâmica está mais particularmente orientada para o nível endodérmico, quer dizer, o canal do isto e as repressões profundas mais antigas. O trabalho de Lowen orienta-se mais especialmente para o aqui e agora. O trabalho biodinâmico faz remontar as pulsões até seu passado mais antigo e as auxilia a liberar-se de suas repressões e de seus recalcamentos. Para nós, trata-se principalmente, de esvaziar totalmente o sistema de ansiedade que aí está ancorado. É só depois de haver operado a catarse profunda que utilizamos o trabalho de Lowen. Seus exercícios, praticados neste momento, permitem que a energia liberada nas profundezas passem a todo o sistema muscular e a todo o nível mesodérmico.

O paciente então redescobre sua vitalidade profunda. Não nos interessamos em fazer com que o paciente descubra sua vitalidade em primeiro lugar. Primeiro, queremos a ab-reação. Ajudamos o paciente a colocar em dia tudo aquilo que está encerrado em seu inconsciente e em seu corpo, utilizando a regressão profunda. Durante o tempo que o paciente sinta novamente uma pressão psicodinâmica e biodinâmica em si, há alguma coisa a deixar sair, a ab-reagir. Enquanto deixamos o paciente deitado de costas e deixamos seu diafragma distender-se, continuamos a deixar o processo de purificação se desenvolver pelo nosso método de terapia profunda. Em nossa prática terapêutica, só ajudamos o paciente a descobrir seu nível vital quando ele já não tem mais nada que o atemorize. Parece-nos que um paciente estará bem mais forte em suas situações exteriores quando ele não tiver mais nada a temer de seu próprio mundo interior. Quando um paciente redescobriu seu bem-estar na independência, em sua onda oceânica, sua segurança interior, nenhum perigo poderá sobrepor-se aos estímulos interiores. Na seqüência, trabalhamos bastante com o paciente a nível vital.

Falarei agora de minha própria experiência: Quando comecei a terapia com Ola Raknes e fazia o exercício da "medusa", eu não sentia absolutamente nada; este exercício me parecia inteiramente desprovido de interesse, sem significação. Meu corpo neste ponto estava morto, tanto que eu não tinha nenhuma circulação libidinal, nenhuma onda oceânica, não tinha corrente vegetativa, não tinha bem-estar na independência. Quando retornei para completar minha formação com Ola Raknes, depois de haver passado pelo Doutor Houge, por Aadel Bülow-Hansen, pelas diferentes terapias de que já falei, fiz novamente o exercício da "medusa" e ele me levou a níveis cada vez mais maravilhosos de êxtase de circulação libidinal. Raknes me disse: "Você já não precisa mais continuar a terapia, ela já terminou, você já descobriu sua circulação libidinal." Percebi o quanto este exercício podia ser extraordinário e a que ponto meu corpo estava morto no início da terapia quando, ao praticá-lo, encontrei seu significado. Contudo, na mesma hora em que havia redescoberto minha circulação libidinal, ainda permanecia uma certa quantidade de coisas a serem eliminadas de meu organismo e todo um conjunto de purificações deveriam completar minha terapia.

Acontece o mesmo para muitas pessoas: elas têm sua circulação libidinal, elas têm seu bem-estar na independência e, no entanto, ainda restam problemas a serem resolvidos. Mas elas não sentem a necessidade de ir mais longe, é como um luxo; realmente, quando uma pessoa tem a sua auto-regulação psicoperistáltica, quando ela tem a sua circulação libidinal e a consciência da onda oceânica, ela é tão independente, tão tranqüila em si mesma, que sua própria auto-regulação pode conduzi-la mais longe, cada vez mais, sempre mais longe na purificação e no desenvolvimento de suas potencialidades.

Gostaria agora de indicar de maneira mais precisa a diferença entre a terapia biodinâmica e a análise bioenergética de Lowen. Nós não procuramos — pelo menos antes do fim da terapia — ajudar o paciente a encontrar seu enraizamento. Nossa terapia se desenrola a maior parte do tempo com o paciente deitado de costas; no entanto, existe um caso em que utilizamos os exercícios de enraizamento de Lowen durante a terapia; é o caso onde a pessoa está bloqueada num processo primal, em que ela se encontra num estado de dependência e de ansiedade permanente. Neste momento, fazemos com que ela fique na posição de pé, para lhe dar força, um enraizamento ou segundo as características que apresente, a fim de permitir uma ab-reação. Estes exercícios de enraizamento contribuem para fazer cessar o descaimento permanente do peito e o abandono habitual aos movimentos emocionais; isto permite também reforçar o diafragma que perdeu, pelo excesso de práticas primais, sua capacidade de regulador emocional. Para estes pacientes, utilizamos os métodos de terapia em que o tratamento visa acentuar a inspiração; pois, na expiração, eles se bloqueiam num processo de descarga, o que vem a dar no mesmo. Trabalhamos também com o reforçar as costas, nestes pacientes. Quando uma pessoa está bloqueada num processo primal permanente de descarga, convém utilizar os exercícios de enraizamento. Explicarei por quê.

Este fenômeno aparece quando as pessoas entraram em contato com níveis tão profundos que lhes é impossível integrá-los. O impulso dinâmico dos níveis profundos vem de encontro às barreiras das camadas superficiais. Não quero dizer com isto que toda a terapia primal se arrisque a levar os pacientes a estes processos primais bloqueados. Vi alguns terapeutas primais que tinham uma harmonização natural dentro deles mesmos e que, tomando os pacientes em seus braços e encorajando seu sentimento de amor, obtinham resultados extraordinários. Quando o terapeuta primal sabe que toda provocação deve ser seguida por uma harmonização, a terapia se desenrola muito bem e o paciente descobre sua circulação libidinal. Quando o terapeuta primal provoca níveis cada vez mais profundos, libera defesas demais de uma só vez, os riscos são incalculáveis, e o perigo para a saúde do paciente é muito grande. Algumas instituições nos Estados Unidos aplicaram a terapia primal a toxicômanos. Os resultados destas sessões de primal exagerado nas quais os terapeutas "compeliram" o paciente, produziram resultados extraordinariamente negativos. Aconteceu-me muitas vezes, em meus seminários abertos e em meus grupos, encontrar algumas destas pessoas que sofreram terapias primais intensivas. Elas são especialmente reconhecíveis por seu olhar muito terno e por uma síndrome particular de velhice precoce e de aura destruída.

Tive um caso particularmente difícil de uma psicanalista que havia estado sete anos em psicanálise e dois anos em terapia primal intensiva. Ela estava em tal estado de destruição interior, que me foi necessário adotar uma atitude terapêutica muito firme para tirá-la deste estado. Este tipo de pessoa precisa muito de integração verbal. Nas sessões, considero importante ajudar estes indivíduos a falar do que esteja mais próximo de seu eu, daquilo que é mais fácil de integrar para eles e não levá-los a níveis de sofrimento e do grito. Pode-se dizer que a terapia primal e o enraizamento de Lowen são dois opostos, entre as quais a terapia biodinâmica bordeja. Estamos de acordo com a terapia primal que consiste em pensar que deixar aparecer os níveis profundos recalcados da personalidade é particularmente favorável ao trabalho terapêutico; o retorno do recalque, dos recalcados, deve, conforme nosso ponto de vista, fazer-se gradualmente, em etapas, e ser integrado na medida. Não se trata de compelir à descarga, é deixar aparecer e desdobrar-se o que está maduro.

Darei o exemplo de um trabalho utilizando em conjunto o enraizamento e nosso método. Era uma paciente que vinha do Brasil. No Brasil, ela ressentia-se de uma tal ansiedade, e tinha tais dificuldades para funcionar normalmente em sua vida cotidiana, que um terapeuta da escola de Lowen lhe havia dado exercícios de enraizamento; era um exercício clássico de *stress*, que consiste em estar de pé, sobre a ponta dos pés e tentar manter o equilíbrio. Ela o praticava com os braços estendidos para a frente e olhando o terapeuta nos olhos. Este exercício foi excelente para ela; depois que ela passou a praticá-lo regularmente, todos os sintomas haviam desaparecido, e ela podia funcionar de novo perfeitamente bem em sua vida diária. Veio a Londres e quis conhecer nossa terapia biodinâmica. A partir da primeira sessão, ela começou a reviver uma experiência infantil que tinha muita importância para ela. Depois desta sessão, ela ficou especialmente espantada, pois pensara que todos os seus problemas houvessem desaparecido mas muitos destes sintomas reapareceram. Ela compreendeu que o problema fora simplesmente recoberto. Explico isto desta forma: o trabalho de Lowen reforça o eu-motor, e no início desta sessão eu me ative a levantar de novo as defesas, deixando o diafragma ir ao ritmo que lhe convinha, utilizando o método do estímulo interior e dizendo: "Deixe a respiração se fazer sozinha, deixe-a vir" e o conflito recalcado no inconsciente havia reaparecido na superfície. Ela ficou muito surpresa.

Na segunda sessão, pratiquei uma massagem muito leve, e ela reviveu uma experiência de horror extremo: uma experiência da infância mais remota na qual ela sufocava e morria. O filme infantil que se desenrolava para ela representava-a estendida sobre um colchão, enquanto alguém saltava por cima deste colchão. Como sempre terminávamos a sessão com o que chamávamos de *happy end*, ela sentia-se muito bem ao final da sessão; a seguir, ela me contou toda a história que sua mãe lhe tinha contado: sua mãe era muito pobre e uma noite em que voltava do trabalho, havia perguntado "onde está o bebê?". Os nove irmãos não responderam, estavam ocupados em pular no colchão. A mãe horrorizada descobriu a criança meio morta embaixo dos colchões. O calor e a ternura materna lhe haviam devolvido a vida. Depois de haver revivido na sessão esta cena, minha paciente brasileira sentia-se muito radiante, cheia de energia e percebeu a onda oceânica que pulsava nela, e também redescobriu potencialidades extraordinárias de prazer em suas relações sexuais. Ela me disse, no entanto, que queria prosseguir a terapia. Aceitei, com uma condição: eu queria que ela tivesse no mínimo cinco sessões. Na primeira sessão, ela reviveu num horror indescritível uma cena em que sua mãe tentava abortar e onde o bebê abortado era ela mesma. Ela revia esta enorme agulha de tricô que tentava destruí-la. Esta foi uma lembrança particularmente difícil de integrar. Mas eu sabia que ainda íamos nos ver durante mais quatro sessões. Mas aconteceu algo de errado a nível organizacional, e ela só pôde ter mais uma sessão antes de retornar ao Brasil. Disse-me logo: "Lamento ter querido levar mais longe minha terapia, pois eu agora me pergunto como é que vou funcionar de agora em diante, sentindo-me assim tão infeliz." Meu único pensamento foi: como é que vou conseguir harmonizar sua energia em uma única sessão? Dei-lhe uma sessão de massagem psicoperistáltica harmonizadora, o que chamo de massagem de urgência, e foi um certo gesto sobre a garganta que realizou a harmonização total. Sentia-se tão bem depois da massagem que sabia que poderia voltar ao Brasil e funcionar normalmente.

Quando fui ao Brasil no ano seguinte, encontrei-a novamente. Ela ia muito bem, havia continuado seu processo terapêutico no Brasil mesmo e nunca mais havia sido perturbada por lembranças de horror. Pelo contrário, ela havia descoberto em si os níveis transcendentais, vivia em plena circulação libidinal e tendo consciência de sua onda oceânica. O sentimento de bem-estar na independência lhe havia permitido desenvolver sua criatividade.

Para concluir, eu gostaria de dizer que atribuo um grande valor ao trabalho de Lowen; contudo, em algumas circunstâncias, o trabalho sobre o mesoderma e a vitalização podem mascarar as profundezas do ser. A primeira dificuldade que muitas vezes encontro quando tomo em terapia alguns antigos pacientes de Lowen é que, desde que eles tiram seus sapatos, colocam-se na posição clássica de enraizamento, os joelhos dobrados, assim que peço para se estenderem e sentir o que têm vontade de fazer ou dizer (método do estímulo interior), eles começam imediatamente a desenvolver os tremores clássicos. Entram num estado de vibração de todo o corpo e é impossível ir mais longe. Tenho então que adotar uma atitude muito firme, pedir que relaxem as pernas, que deixem os pés estendidos e a respiração se fazer sozinha. No fundo, tenho de ajudá-los a sair deste nível mesodérmico de percepção da energia. E agora eis a segunda dificuldade: eles colocam muita energia voluntária nos exercícios, seu nível de consciência é o do eu e eles "forçam" as coisas; isto requer uma grande habilidade para levá-los a simplesmente sentir seja lá o que for que esteja presente neles nesta hora. Este tipo de paciente está muito no fazer, e muito pouco no relaxamento abandonado,* no abandonar-se realmente ao que acontece.

Como hoje muitos "terapeutas" utilizam os exercícios de *stress*, eu gostaria de insistir na importância de não utilizá-los de maneira errada.

Cada exercício deve ser praticado com a compreensão de onde o paciente está nesta fase da terapia, qual o princípio que justifica seu uso neste exato momento. Em caso algum se deve utilizar por muito tempo um exercício, pois, longe de ajudar o paciente, ele o faz regredir ou bloqueia-o de novo de maneira secundária. Da mesma forma que com os medicamentos, convém não se servir dos exercícios senão nas condições precisas. Cada exercício ou série de exercícios deve ser seguida de uma distensão e de "derretimento peristáltico".

Em meu Centro, em Londres, uma vez recebi uma mulher que já havia estado em terapia. Encontrava-se numa fase especialmente difícil, morava em Londres, e ia todos os dias a um hospital psiquiátrico diurno. Ela se sentia realmente infeliz. Passava a hora de terapia batendo com os punhos e os pés sobre o colchão repetindo: "Eu detesto, eu detesto, eu te odeio, eu te odeio." Nas duas primeiras sessões comigo, ela bateu assim no colchão. Ao final da segunda

---

* Ver à p. 28.

sessão, perguntei-lhe como se sentia. Disse: "Sempre mal, do mesmo jeito." Propus então continuar de maneira diferente. Na sessão seguinte, sugeri que ela se estendesse, e sentisse o que se passava nela; ela não tinha de fazer nada, só sentir. De repente, aconteceu um fenômeno que eu conhecia bem: apareceram as correntes de energia descendente e todo seu corpo, todas as suas tensões derreteram em poucos minutos; ela sentiu-se maravilhosamente bem, como nunca se sentira antes. Quando voltou na semana seguinte, ela me contou que estivera bem toda a semana. Estendeu-se novamente, como na semana anterior, e sentiu o que chamou de uma doçura invadindo-a inteiramente. Ela havia descoberto sua circulação libidinal. Mas de repente seu rosto crispou-se, ela disse numa voz encolerizada: "Mas eu não estou aqui para me sentir bem!" e voltou a seu comportamento habitual, batendo com os punhos e os pés no colchão e repetindo: "Eu te detesto, eu te detesto, eu te odeio, eu te odeio!" Este caso é bastante freqüente: encontramos em terapia estas pessoas que são constrangidas a expressar, a "botar para fora" sua agressividade, não lhes é possível simplesmente deixar as coisas andarem. É preciso botar para fora sua agressividade; é o que chamo de efeito do novo superego reichiano.

Nos grupos, muitas vezes tenho que encarar este comportamento compulsivo que consiste em repetir: "É preciso botar para fora as emoções, é preciso desbloquear as emoções." Quanto mais a pessoa força seu corpo e insiste em pôr para fora sua agressividade, mais ela pensa que vai se sentir bem e "curar-se". A primeira conseqüência desta compulsão é que a energia se acumula e a pessoa se encontra ainda mais bloqueada do que no início. A segunda: com toda esta atividade de descarga se efetuando por baixo do diafragma, os níveis profundos do recalcamento não são tocados de maneira alguma. Com esta atividade acontecendo simplesmente com o *pushing*, quer dizer, forçando somente a níveis superficiais, produz-se um fenômeno que conhecemos bem: a construção de uma nova couraça.

Gostaria de contar uma historinha sobre isto. Um homem de uma certa idade veio me ver no início de um grupo. Disse: "Há anos faço grupos, todos os tipos de desbloqueamento corporal e foi realmente fantástico, mas acontece que eu não posso mais trabalhar, depois que fiz todos estes grupos, estou completamente incapaz e, por outro lado, minha visão baixou tanto que estou bastante preocupado." Só de olhar, eu sabia que este homem estava superprovocado. Estava cansado o tempo todo e apresentava um conjunto de sintomas que eu conhecia bem: eram os da hiperprovocação. Ele também sofria de uma estase energética nos olhos. Ajudei-o a sair de seus pensamentos obsessivos. Eu me atenho muito especialmente a insistir sobre este ponto. Luto sempre contra todos os métodos de

135

caráter obsessional: tudo aquilo que vem reforçar a compulsão nos indivíduos é profundamente negativo. Em síntese, posso dizer que para se obter um paciente flexível, leve, é preciso ser um terapeuta flexível, leve; senão, o paciente estará rapidamente muito mais bloqueado do que estava antes e ele apenas não sabe disto.

13. Da estase à circulação libidinal

Agora introduzirei uma terapia muito importante, relativa à transformação das energias interiores em energias endodérmicas e à liberação desta estase endodérmica que impede a passagem da energia profunda ao mesoderma. A prática resultante desta teoria se aproxima do conceito de superposição cósmica de Reich que já desenvolvemos antes. Lá ainda, a idéia fundamental é de fazer funcionar em harmonia a energia instintual e a energia voluntária, a fim de fazer cessar o conflito permanente entre a energia instintual e a energia do eu-motor. Desenvolvemos muitos métodos que permitem provocar ou harmonizar de acordo com as necessidades do momento. Assim, a coordenação e o encadeamento dos métodos de provocação e dos métodos de harmonização permitem chegar a um final feliz, a um *happy end*.

Para retomar os termos de Freud que dizia: "Lá onde está o isto, o eu deve acontecer", eu direi mais "Lá onde está o eu, o isto deve acontecer." Realmente, Freud era um neurologista e trabalhava a nível ectodérmico. Em bioterapia trabalhamos a nível endodérmico. O significado da frase "Lá onde está o isto, o eu deve acontecer", é que a libido deve envolver completamente o eu-motor. Para nós não existe de maneira alguma conflito entre o princípio de prazer e o princípio de realidade. Contudo, quero fazer justiça a Freud que, quando falava do antagonismo entre estes dois princípios, entendia bastante do princípio do isto e do princípio do superego. Neste sentido, estou perfeitamente de acordo; a realidade, no entanto, pode ser profundamente libidinal quando a pessoa pode verdadeiramente se deixar até vir a sentir sua circulação libidinal e seu contato com os outros e com o universo. O casamento entre o isto e o eu é um casamento natural, poderíamos até chamá-lo de um casamento espiritual.

Convém agora dizer que favorecemos a exploração com os olhos fechados durante os exercícios. No fundo o mais importante é poder praticar a terapia, seja com os olhos fechados, seja com os olhos abertos. O fundamental é não se tornar obcecado por um ou outro método. Quando o paciente pratica os exercícios de olhos fechados, ele se distancia do aqui e do agora: este é o método do que chamo

136

de "princípio dos olhos fechados". O paciente entra em lembranças recalcadas, no passado, nas imagens. Quando usamos o "princípio dos olhos abertos", a pessoa retorna ou vem ao aqui e agora e pode integrar sua experiência do passado. Isto é bastante aproximado ao método da Gestalt-terapia de Fritz Perls. Utilizamos muito o método da Gestalt-terapia para favorecer de maneira biodinâmica, para favorecer a integração. Deve-se tomar muito cuidado, acima de tudo, em não interromper o fluxo do inconsciente quando ele está ocupado na expressão de si; o que significa que nestes momentos convém não intervir com questões dirigidas ao eu. Quando o terapeuta interrompe o paciente com uma pergunta dirigida ao eu, é como um choque, um choque que leva a energia do fluxo do isto até o eu. Nossas perguntas terapêuticas são elaboradas de maneira a permitir o aparecimento de uma superposição que favorece a integração consciente do processo libidinal. As questões são formuladas e pronunciadas ao nível essencial, ao nível profundo e não ao nível vital nem intelectual.

Um exemplo: quando você diz: "O que é que as suas mãos têm vontade de fazer?", o fluxo libidinal do paciente é confundido, interrompido; ao passo que se você disser: "Tente sentir o que suas mãos têm vontade de fazer, deixe suas mãos expressarem o que elas querem, deixe suas mãos falarem...", o resultado é extraordinariamente diferente. A diferença, contudo, é muito sutil.

Eu gostaria de insistir sobre um outro ponto em particular: não consideramos que o paciente seja responsável pelo que acontece. É o terapeuta o responsável pelo que acontece, pelo que vem quando o fluxo do inconsciente é liberado e expressado. Neste nível, podem aparecer situações especialmente perigosas. Lembro-me de um grupo em que utilizávamos aquilo que chamamos de "método do grão".* Uma pessoa ficava no centro do grupo, rodeada pelas outras, e ela era o grão. Cada um dos que estavam em volta estava ali para favorecer o desenvolvimento, o crescimento daquele grão. O paciente entrou numa história antiga: reviveu a época em que ainda tinha uns quatro anos. Descobriu que seu pai nunca havia sido gentil com ele. O pai estava sempre ocupado com o trabalho e jamais se interessava por ele. "Meu pai nunca se interessou por mim! Eu queria tanto encontrar o meu verdadeiro pai!" Ele revia-se nesta hora na sala dos pais, e o pai ia entrando. Sugeri que abrisse devagarinho os olhos e encontrasse alguém no grupo que pudesse fazer o papel de pai. Ele descobriu então um pai. Este "pai" era por sua vez um terapeuta, mas não era uma pessoa muito sensível; estava muito engajado no movimento do

---

* Método desenvolvido por David Boadella, diretor da revista *Energy and Character.* (Diversos textos de Boadella — artigos e livros — já se acham publicados no Brasil, pela Summus.)

137

potencial humano americano. O paciente, que estava em estado regressivo, perguntou a este terapeuta: "Você quer ser o meu pai?", e o terapeuta insensível respondeu: "Não, eu não quero ser seu pai!" O paciente ficou extremamente chocado.

Este é o perigo destas passagens bruscas do movimento de liberação do inconsciente. O terapeuta necessariamente deve acompanhar o fluxo. Atualmente utilizamos em nossa terapia todos os métodos possíveis da nova corrente psicoterapêutica, mas usamos de maneira biodinâmica, ou seja, o terapeuta deve ser muito puro e não impor nenhum de seus conceitos e nenhum de seus julgamentos. Por esta razão, cada um dos estudantes terapeutas em formação deve passar por um processo biodinâmico muito poderoso e profundo. O terapeuta biodinâmico deve atingir o ponto em que não tem mais necessidade de agir seguindo sua ambição ou tentar exercer seu poder, ele não é senão amor. O terapeuta biodinâmico sabe reconhecer o fluxo libidinal e sabe como não destruí-lo. Quando o paciente, que se escondeu por trás de inúmeras máscaras ao longo de toda sua existência, se abre completamente de repente, é preciso protegê-lo inteiramente, e jamais atacá-lo. Para que o fluxo do isto possa verdadeiramente investir os níveis do eu, convém que o terapeuta suporte, sustente o paciente em todas as suas tentativas, até que ele descubra sua própria segurança interior. Quando o paciente atinge este nível, seu isto e seu eu se unificam de tal maneira que ele não teme mais nada. E quando o terapeuta é um ser insensível e não percebe que o paciente está em um movimento libidinal, ele cria um novo reflexo de sobressalto e ajuda a ocasionar uma nova personalidade secundária. Aparecem então, nestes casos, os fenômenos de neurose secundária e de solidificação. Eu sei realmente o quanto insistir sobre este aspecto e isto me parece absolutamente fundamental.

No que se refere à prática dos exercícios de *stress* de Lowen, notei nos grupos que quanto mais os indivíduos fazem os exercícios, mais eles entram em contato consigo mesmos. Por outro lado, se o tempo é curto entre os exercícios, os participantes não têm a possibilidade de entrar em contato com as profundezas de seu organismo. Enfim, dá no mesmo se o terapeuta fala e explica.

O método biodinâmico consiste em adaptar os exercícios ao que pretendemos obter do paciente e do grupo. Assim, o terapeuta modula sempre os movimentos da energia. Por exemplo, quando estou conduzindo um grupo de pessoas que nunca fez terapia, ou que está muito acostumado a ser compelido, eu falo, peço que faça alguns exercícios de ritmo rápido e mantenho o grupo ou a pessoa a um nível vital. E quando eu quero que as pessoas entrem em contato com as realidades profundas, ao mesmo tempo freudianas e junguianas, atuo coerentemente com isto. Efetivamente, ao longo da terapia podem ocorrer coisas extraordinárias ao nível da consciência do si. Para ajudar meus pacientes a passarem a este nível, falo num tom que chamo de "essencial". Por exemplo, sugiro ao paciente que comece com um exercício de *stress*, com os olhos fechados, e falo diretamente ao isto, ao inconsciente, num ritmo muito lento, cósmico, e assim, muito simplesmente, surge o estímulo interior. O estímulo que parte do soma necessita tempo para chegar até a consciência; isto leva bastante tempo antes que ele atinja o eu-motor e o nível da expressão. Assim, o estímulo parte do endoderma, passa ao mesoderma e chega ao ectoderma. Para que este processo continue seu curso natural, é preciso que não haja, no paciente, nenhuma antecipação mental ou possibilidade de que seja interrompido. A pessoa deverá se sentir suficientemente em segurança para não temer a perturbação de um reflexo de sobressalto. A segurança, nestes momentos, é fundamental. O papel do terapeuta é o de proteger cada um dos pacientes contra toda intervenção desagradável proveniente do mundo exterior.

Lembro-me de haver utilizado este método de tomada de contato com os níveis profundos, os níveis espirituais, num grupo que estava acostumado aos exercícios de *stress* e às ab-reações violentas. Meus pacientes estavam estendidos ou sentados, de olhos fechados, e aparentemente, não acontecia nada. Se o terapeuta interviesse neste momento, um terapeuta em que o lado ativo e impaciente tivesse predominado, ele poderia pensar que todos estavam se chateando. No *feedback* que se seguiu, todos os pacientes contaram que pela primeira vez tinham vivido sem antecipação nem espera em relação a eles mesmos ou em relação aos outros, que tinham tido a sensação de tocar o que era realmente essencial neles mesmos. Muitos disseram: "Eu me senti liberado da pressão interior que sempre me incita a fazer algo ou que sempre me leva a pedir aos outros que me forcem a agir ou a descarregar." E foi neste momento, e neste lugar que realmente apareceu o lado "mágico". Os pacientes encontram em si mesmos o mundo maravilhoso no qual eles viviam antes que os adultos os tivessem feito sair. O ser reencontra então seu centro e é um momento na eternidade. É claro, a possibilidade do aparecimento destes fenômenos depende do grau de encouraçamento do organismo, mas devemos estar sempre conscientes, enquanto terapeutas, que pretender fazer chegarem muitas coisas, querer forçar, retorna no aumento do grau de encouraçamento, ou mesmo na formação de uma couraça secundária, em vez de retirá-la. Infelizmente, muitos terapeutas continuam a forçar a descarga, como pudemos observar em muitos grupos.

Concluindo, eu gostaria de dizer que toda a técnica que deixa o inconsciente se expressar e que permite ao processo biodinâmico profundo manifestar-se produz resultados positivos. Realmente, se o inconsciente, dinâmico, está num estado estático e "encapsulado" no corpo, muito do trabalho psicoterapêutico pode ocorrer apenas na superfície, por baixo desta camada de estase. O trabalho psicoterapêutico reporta-se então simplesmente às defesas e vem muitas vezes reunir outras defesas às defesas, sem que para tanto o inconsciente venha a se manifestar. A libido permanece ausente e as transformações não podem ser duráveis. A purificação não acontece. Podem aparecer muitas e ruidosas ab-reações e permanecer superficiais; tudo aconteceu abaixo do diafragma.

14. A dor

Agora é preciso falar da dor. Eu sou completamente contra a dor em psicoterapia e em bioenergia. Confesso que não consigo compreender por que Lowen dá valor à dor em sua análise bioenergética. Acho isto muito falso. A Doutora Eva Reich está bastante descontente com todos os trabalhos neo-reichianos que dão um valor terapêutico à dor, ao sofrimento. Ela sempre repete: "Meu pai jamais teria querido que alguém sofresse para estar bem depois." Eva Reich utiliza particularmente em seu trabalho o que chamo de "toque da borboleta", que é um método biodinâmico suave. Para mim, qualquer que seja o grau de encouraçamento de um organismo, a maneira de tocá-lo jamais deve ocasionar o aparecimento de sofrimento neste organismo. Por exemplo, Lowen utiliza uma pressão manual muito forte sobre os maxilares e os músculos tensos do rosto enquanto a pessoa está numa posição de *stress*. A pessoa assim "atacada" reage com gritos estridentes. Acho que esta prática só vem reforçar as defesas, e isto me parece profundamente masoquista, especialmente se a pessoa deve permanecer de pé durante esta prática violenta — e depois agradecer o analista. Confesso não chegar a entender o valor terapêutico de tais práticas violentas. Para mim isto é somente uma reação do momento, sem nenhuma conexão com os acontecimentos enterrados da infância. Parece-me bastante natural que quando alguém me faz mal, eu grite. Por outro lado, também me parece evidente que quando uma pessoa grita, sem que por isto seu grito parta realmente das profundezas, ou seja, um grito acima do diafragma, isto não tem mais valor do que "cantar". Gritar ao nível dos pulmões poderá ter algum valor de afirmação de seu aqui e agora; mas é importante saber o que atinge as profundezas do inconsciente ou não. Se o terapeuta quer o aparecimento da afirmação de seu aqui e agora, estas práticas podem ser excelentes, mas quanto a seu valor terapêutico, não estou de acordo. Sou contra toda manipulação do corpo de um paciente que ocasione dor. Prefiro mais o método da acupressão, que é a simples pressão de um dedo sobre a zona dolorosa:

pergunta-se em seguida gentilmente ao paciente em que momento a dor diminui; neste momento, a pressão é relaxada. Utilizo este método de acupressão de maneira biodinâmica numa certa forma de massagem e com o estetoscópio. Assim pude muitas vezes fazer desaparecer dores de lumbago ou de coluna vertebral bloqueada. No entanto, nestes tratamentos que praticamos com regularidade, jamais permitimos que o nível da dor se eleve. Acho necessário, para explicar estes fenômenos, levar em consideração a insensibilidade do terapeuta, o que cada paciente deveria poder ter consciência. Para nós, o tempo da redenção pela expiação e o sofrimento, deve ter fim.

Além do mais, é muito interessante observar os fenômenos que surgem quando os pacientes não têm o hábito de estar em contato com seu processo biodinâmico. Eles não têm nenhuma consciência do que possa ser aquilo que chamamos de estímulo interior; são as pessoas que se acostumaram a trabalhar em grupos dirigidos por um animador que lhes dizia a todo instante o que deveriam fazer. Se o terapeuta biodinâmico se mete a sugerir: "Tente sentir o que você tem vontade de fazer"... eles não sabem! Eles querem obedecer, querem que seja dito o que deve fazer, o que é preciso fazer. Não têm nenhuma consciência do que se passa nas profundezas de seu ser, e quando não compreendem uma das instruções que seu animador lhes dá, como: "Tente sentir o que você tem vontade de fazer agora", eles então só atendem a instrução, a ordem seguinte. Achamo-nos em presença da confrontação do caráter autoritário e do caráter obediente; ora, na terapia, pelo menos na biodinâmica, não queremos de forma alguma que aquilo que aconteça no grupo seja uma repetição dos jogos de papel autoritário e obediente. Desejamos que o paciente descubra sua própria representação de si e sua própria espontaneidade. Trabalhamos para que ele descubra sua originalidade e sua unicidade; é por isto que começamos os grupos por exercícios que podem permitir a tomada de consciência das pulsões profundas; mas devemos dar ao paciente as possibilidades e o apoio que lhes são necessários para seguir as impulsões interiores; no caso contrário, todo o trabalho resulta apenas em reforço do superego. Acho essencial que o animador do grupo não se sirva de sua irracionalidade para expressar sua ambição, seu desejo de poder ou sua agressividade.

Há ainda outro perigo que pode ocorrer nos grupos mal-conduzidos. Por exemplo, é uma situação em que o paciente pede que o terapeuta e os outros participantes do grupo se coloquem em torno de si e façam resistência para que ele possa sentir e manifestar sua própria força. Se o terapeuta não está atento, a maioria dos participantes não exerce apenas uma simples resistência passiva, mas se atira sobre o paciente com suas próprias necessidades, sua própria agressão, seu ódio, seu desejo de vingança e quebra a força do paciente. Neste caso preciso, não é isto que convém fazer. O terapeuta e os participantes devem ser desprendidos e dar seu apoio incondicional à pessoa que desce profundamente a si mesmo. A finalidade, realmente, é ajudar o paciente em seu próprio processo terapêutico e não favorecer o processo terapêutico dos outros participantes ou do terapeuta. Se o objetivo terapêutico não está claro, estes atos podem ser pura expressão de violência.

Acho que também é uma questão de ética. Se o terapeuta e os participantes de um grupo objetivam ajudar uma pessoa a se liberar de suas defesas, eles devem saber que, em conseqüência, a pessoa se tornará mais vulnerável e deverá receber um apoio total e, sobretudo, não sofrer nenhuma agressão exterior. Em caso algum a pessoa vulnerável poderá ser atacada uma segunda vez ou ser mergulhada novamente na confusão. Para mim e para a escola que dirijo, todo terapeuta que trabalha com o mental e o corpo deve ser puro. Isto significa que ele deve estar ali inteiramente para seu paciente e guardar suas próprias necessidades para si mesmo e ou "trabalhar" nelas em seu próprio processo terapêutico. Além disto, ele também tem o papel de proteger o paciente de qualquer ataque. Não estou absolutamente de acordo com a teoria, tornada clássica em nossos dias, segundo a qual o paciente é responsável por seu próprio processo. Desde que o paciente entre para dentro de si mesmo muito profundamente, a responsabilidade do terapeuta estará engajada; caso contrário, há uma deplorável confusão entre os princípios da Gestalt-terapia e os princípios da terapia biodinâmica. Seria totalmente injusto e falso dizer a um paciente a quem o terapeuta tenha ajudado no aparecimento de um fenômeno biodinâmico potente: "Você é responsável pelo que acontece!" O terapeuta deve estar do lado do paciente e dar apoio a seu inconsciente e à personalidade primária que enterrou há tanto tempo.

Acho inteiramente imoral e antiético ajudar uma pessoa a deixar aparecer seu inconsciente e em seguida fazer este retornar em carga contra ela mesma. O terapeuta que censura seu paciente por seus desejos inconscientes não merece o nome. É conveniente fazer uma distinção muito clara no trabalho terapêutico entre o nível de "reencontro" e o nível biodinâmico profundo. É possível utilizar o nível de "reencontro" para permitir ao paciente entrar em seu nível vertical,* ou melhor, entrar em contato com seu inconsciente, mas em seguida o terapeuta deve dar seu apoio ·incondicional ao inconsciente e às pulsões que acabam de surgir.

---

* Conceito que faz referência às situações do passado.

15. Os diferentes sons do psicoperistaltismo

É impossível evitar todas as tensões no decorrer do dia; contudo, é conveniente haver uma alternância judiciosa entre períodos de tensão e períodos de relaxamento, como há uma alternância natural entre a noite e o dia. Se estivéssemos relaxados permanentemente, nossa vida não seria uma vida real. A excitação também tem um caráter agradável. O psicoperistaltismo só intervém para reduzir as tensões residuais e impedir uma acumulação energética e a formação de estases que favoreceriam o aparecimento da neurose. Grande número de resíduos diferentes é dissolvido pelo psicoperistaltismo. Começando pelas tensões residuais nos músculos, os resíduos metabólicos da circulação emocional ao nível do sangue, os resíduos entre as membranas e também as tensões residuais membranárias.

Quando vejo o retrato de Wilhelm Reich na última fase de sua vida, noto uma acumulação muito grande de estases sobre a pele de seu rosto. Se Reich houvesse conhecido a auto-regulação psicoperistáltica, ter-lhe-ia sido possível inverter o movimento ascendente da energia em um movimento descendente harmonizador. Esta harmonia em seu próprio corpo lhe teria permitido viver de outra maneira as situações desesperadas que perturbaram toda sua existência num crescendo até o final de sua vida. Em relacão a Wilhelm Reich, não devemos jamais esquecer que no Ocidente ele foi um pioneiro da energia cósmica e que também foi um mártir. Desde os primeiros escritos de Reich pode-se ver que ele estava em busca do princípio de auto-regulação. Ele sabia que ela estava na região do ventre; mas não havia descoberto o princípio do "derretimento" e da harmonização. Para mim, se ele houvesse conhecido o método do psicoperistaltismo, ter-lhe-ia sido possível dissolver a estase da pele de seu rosto e assim teria evitado o excesso de provocação energética que agiu tão nefastamente sobre seu coração.

Retornarei agora ao que chamo o princípio do fechamento. Quando o princípio de fechamento atua, há uma acumulação de energia em todo o organismo e a auto-regulação é profundamente perturbada. O princípio de abertura deve funcionar naturalmente durante a noite e em cada momento em que relaxamos: quando tomamos uma xícara de chá, quando lemos as notícias nos jornais, ou simplesmente quando estamos sentados, distendidos, numa cadeira. Contudo, quando uma pessoa passa de uma tensão a outra, de uma pressão a outra, o psicoperistaltismo não tem tempo para funcionar, ele se detém. Assim é para uma pessoa que está sob pressão em seu trabalho, e que também está sob pressão em seu lar. A energia então se acumula e a predispõe a sintomas neuróticos.

Falarei agora de um período particularmente significativo de minha existência, quando me instalei em Londres. Eu tinha bastante trabalho e também precisava me ocupar de meus filhos que se encontravam num ambiente novo, muito diferente do que eles estavam habituados na Noruega. Tudo ia andando bem enquanto, no sábado e no domingo, eu podia consagrar um pouco de meu tempo a minha regulação psicoperistáltica e a minha recreação espiritual. Assim que perdi este tempo de intimidade necessária, minha auto-regulação, a pressão energética aumentou. Aos sábados e domingos eu estava muito ocupada e, em vez de me sentir melhor na segunda, eu começava a me sentir cada vez pior. Eu não tinha nenhum momento para mim, para abrir meu psicoperistaltismo. Descobri então que se o período de *stress* e de tensão tivesse sido grande, eu necessitava de um tempo bem maior. Se eu tivesse tido toda uma semana de atividade e tensão, eu precisava de um fim-de-semana ou, no mínimo, uma manhã inteira. Quando eu vivia três ou quatro semanas de *stress* permanente, para que minha energia se harmonizasse, eu precisava de um dia inteiro ou até de muitos dias. É por isso que insisto sobre o fato de os tempos de descanso deverem, necessariamente, se alternar com os períodos de *stress* e tensão, sem o que o equilíbrio energético poderá ser totalmente destruído ou exigir um tempo muito longo para restabelecer-se. E basta muito pouco: simplesmente tomar um banho ou lavar o rosto, ou ainda passar algum tempo com o ser que se ama. E, além disso, quando a pessoa está num processo terapêutico, é absolutamente necessário que ela tenha regularmente este tempo para sua regulação, senão a acumulação neurótica reaparece e coloca um grande número de problemas.

Um exemplo. Eu tinha uma paciente que anteriormente seguira diferentes terapias reichianas e neo-reichianas; mas ela havia inchado cada vez mais no decorrer destas terapias e tinha-se tornado como um balão. Quando a vi pela primeira vez, compreendi que era a estase. Um processo biodinâmico muito poderoso havia aparecido das profundezas de seu organismo; mas, por causa das tensões membranárias superficiais, a abertura e a harmonização não puderam completar-se e o fluido havia se tornado estático. No primeiro tratamento procurei o que chamamos de as "chaves". Isto significa que eu procuro, por uma apalpação ligeira, as zonas que permitem obter um som no peristaltismo intestinal. Não encontrei nenhuma destas chaves. Finalmente, massageando muito levemente atrás da orelha direita, obtive uma ligeira resposta: alguns sons peristálticos. Lentamente os sons aumentaram e de repente ela começou a berrar colocando as mãos sobre as orelhas. Ela reviveu uma experiência penosa, que remontava aos sete anos de idade: seu pai estrangulava sua mãe. Ela havia escutado sua mãe gritar e havia sido tomada por um sentimento de horror muito forte.

Para esta criança, este havia sido um traumatismo muito importante e uma imensa quantidade de horror havia sido bloqueada e recalcada. A tensão se mantivera nas orelhas, porque ela não pudera suportar a intensidade dos gritos de sua mãe.

A técnica que consiste em descobrir as chaves é fundamental em nossa prática terapêutica. Para aplicar este método, é preciso ter sempre em mente a idéia do balão muito cheio e a teoria reichiana da vontade de explodir. Esta vontade de explodir pode ser bloqueada ao nível da garganta e a energia não poderá encontrar sua via de saída por este lado. Com o método do psicoperistaltismo podemos descobrir as chaves pela descarga vegetativa ou pelo desbloqueamento emocional, como no exemplo acima. O peristaltismo é assim como um guia que nos mostra o caminho. Neste exemplo, era muito natural que a pessoa não tivesse o psicoperistaltismo pois a pressão emocional era muito forte. No trabalho, temos sempre em mente a idéia do princípio de fechamento do psicoperistaltismo.

Vou agora tomar um segundo exemplo: Wilhelm Reich. Ele tinha um fluxo de energia muito poderoso; mas a atitude do mundo exterior em relação a ele havia criado em si uma tensão muito forte nas membranas e uma pressão residual na musculatura. Era natural que aparecesse um conflito sedimentado na forma de estase.

Ajuntarei alguma coisa mais sobre o princípio de fechamento. Isto remonta a 1968, antes de eu deixar a Noruega para ir para Londres. A opinião pública norueguesa estava então agitada pela questão de saber qual deveria ser o montante das pensões às vítimas da Segunda Guerra Mundial. Uma lei fora votada em 1945, no final da guerra, preconizando que as vítimas da guerra receberiam pensões. Ora, muito pouca gente se havia apresentado naquele momento e, em 1968, chegou ao Ministério da Saúde um número muito grande de demandas reclamando pensões de invalidez por problemas psicossomáticos ou problemas do sistema nervoso. A primeira reação das autoridades norueguesas foi recusar levar em consideração estas demandas; mas a seguir, com a pressão da opinião pública, elas aceitaram. As autoridades não compreendiam por que os sintomas só haviam aparecido trinta anos mais tarde. A teoria biodinâmica, a teoria do psicoperistaltismo e do princípio de fechamento podem fornecer uma explicação. Quando as pessoas estão na guerra durante semanas, meses, anos, num estado de *stress* permanente, numa situação de reflexo de sobressalto perpétuo, o psicoperistaltismo não funciona. Não há intervenção do movimento de harmonização de energia, o movimento descendente. Há uma constante acumulação da energia nervosa no interior do organismo. É como um copo cheio até a borda e no qual se continua a verter líquido. O corpo não consegue mais conservar toda esta energia acumulada e ocorre a depressão nervosa: a pressão dinâmica pára. Compreende-se isto com facilidade. Pudemos observar que eram necessários dois meses para que o psicoperistaltismo de uma pessoa fazendo grupos de encontro se abrisse. Não nos esqueçamos do que foi dito sobre os grupos de encontro e a maneira como eles chegam a criar múltiplos reflexos de sobressalto nos participantes, assim como uma couraça nova e uma neurose secundária.

Tomaremos um exemplo de *stress*. Uma mulher, diretora de um hospital em Nova York, estava em Londres por alguns dias de férias. Era uma de minhas relações de trabalho e como tal a recebi. Ela sofria de uma dor nas costas e me perguntou se eu poderia aliviá-la. Normalmente, não dou tratamento às pessoas que conheço bem, mas acontece que naquela hora uma de minhas sessões fora cancelada, e eu tinha um pouco de tempo. Assim, dei-lhe o tratamento. No início não havia nenhum ruído de peristaltismo; ela estava extremamente tensa. Tentava encontrar as chaves; descobri três: a primeira, em torno dos olhos, a segunda sobre o nariz e a terceira no espaço entre o polegar e o indicador, nas mãos. O psicoperistaltismo começou a se tornar muito barulhento. Depois da sessão ela me disse: "Eu estava me sentindo num estado de flutuação muito agradável e escutava os barulhos provenientes de minha barriga como se nunca os houvesse escutado antes em toda minha vida." Ela parecia ter quinze anos a menos, seus cabelos flutuavam e embelezavam seu rosto e ela me disse afetuosamente: "Foram verdadeiras férias!" E ela só teve uma sessão. O que fiz é muito fácil de se compreender: em redor dos olhos estava a concentração; eu podia imaginá-la sentada em seu escritório, concentrada em papéis; quanto ao nariz, era a vontade e a direção que ela dava a seu trabalho; e no que se refere à mão, era onde ela segurava sua caneta; eram as três chaves. A maioria das pessoas realmente não consegue ter repouso e prazer nas férias. Seu sistema foi fechado e bloqueado por tanto tempo que elas não podem achar um modo de estar em que a corrente ascendente de energia se inverta como corrente descendente, harmonizante. A tensão residual nos músculos ou a tensão nas membranas não chegam a se dissolver.

Agora vou aos diferentes sons peristálticos. Quando comecei a explorar com o método peristáltico, fiquei consideravelmente espantada pelos sons que escutava. Para falar a verdade, eu trabalhava com pessoas muito carregadas, especialmente psicóticos como Oscar. Os ruídos que ouvia eram como trovões e foi graças a estes sons muito intensos que percebi que se tratava da energia cósmica dentro do ser humano. Os sons de que falarei são os provenientes de pessoas sobrecarregadas, especialmente bloqueadas. A agressão contida nestas pessoas é extremamente intensa; pode haver também sons como rugidos de leões. Gosto muito especialmente destes sons; eles aparecem muito quando trabalho com o método a que dei o nome de osteopatia biodinâmica psicoperistáltica e, sobretudo, nos alvéolos intervertebrais.

146

Também é possível encontrá-los na superfície do crânio e em outras regiões do corpo. É claro, é o fluido energético que levamos lentamente a dissolver-se no peristaltismo.

Há outros sons que aparecem principalmente num tipo de massagem chamada "a distribuição de energia"; costumávamos chamá-los "os sons do riacho encantado". Neste caso, são sons bastante mais harmoniosos, que se encadeiam de maneira agradável ao ouvido.

Também freqüentemente descobrimos sons aquáticos. Quando encontramos estes sons durante uma massagem, fazemos com que não haja intervenção ou influência sobre eles. Sua presença indica um fluxo de energia circulando de maneira poderosa, e é melhor não perturbar este movimento, pois arriscaremos detê-lo.

Um outro som assemelha-se ao barulho do vento; mas prefiro não encontrá-lo, pois ele significa que um fluxo de energia circula sem peristaltismo real; ele é muito freqüente nos casos de histeria e também quando são tocadas as camadas profundas demais. Também temos os barulhos mecânicos como os de uma metralhadora. São níveis pulsionais de agressão que ainda não estão realmente maduros e, portanto, muito estranhos à consciência e ao eu.

Encontra-se ainda mais um tipo, que é o de uma porta que se abre rangendo. A primeira vez eu o descobri com meu paciente Oscar, o maníaco-depressivo. Cada vez que eu passava a um nível mais profundo, a uma camada mais antiga, escutava este ruído de porta que range. O barulho destas portas que se abrem sobre níveis de pulsão e conflitos recalcados há muito tempo lembra-me uma história noruegesa. Algumas casas na Costa Oeste têm portas muito antigas, datando do tempo dos Vikings. Elas emitem sons absolutamente horríveis, maciças e intercaladas de ferro todo enferrujado. O habitante de uma destas casas uma vez me contou que quando os alemães chegavam e abriam a porta, o barulho fazia com que fugissem aterrorizados. Quando a massagem abre estas portas muito antigas, ela libera materiais inconscientes recalcados, como podem confirmá-lo as imagens e lembranças que vêm à consciência. Muitas vezes, parece que a porta se abre, se abre... e de repente se fecha de novo. Contudo, no final, ela acaba se abrindo.

Darei um exemplo. Era um psiquiatra que tinha vindo da América do Sul. Veio me ver e disse: "Em minha vida é tudo fantástico e maravilhoso. Tenho muitos pacientes, minha vida profissional está florescente, entendo-me muito bem com minha mulher e com toda minha família, sou perfeitamente feliz. Contudo, sinto que há algo em mim com que não chego a entrar em contato. Você poderia me ajudar?" Pensei: "Está certo, acho que tenho de procurar e abrir as portas que rangem." Comecei a massagem e escutei as portas ran-

147

gendo. No começo, elas se fechavam sempre, continuei... De repente, o peristaltismo se abriu completamente e ele se lembrou de algo que havia acontecido quando tinha três anos e começou a tremer; ele estava aterrorizado. Na época ele vivia na selva com seus pais. Era noite e ele estava com muito medo. Queria correr para se refugiar junto a seu pai, mas sabia que o pai nunca tinha nenhum momento para ele. Reviveu então o intenso conflito entre seu medo e o ressentimento em relação a seu pai que nunca tinha tempo para ele. Prosseguindo a sessão, ele pôs-se a repetir como uma litania: "Papai gosta de ler os livros, o papai gosta de ler os livros..."

Na sessão seguinte, este homem fez uma descarga emocional e reviveu um horror indescritível. Ele estava completamente paralisado pelo medo. Numa outra sessão, ele experimentou ainda um medo intenso quando se lembrava de uma querela: sua mãe censurava seu pai e o acusava de ser um mau pai. O sentimento de amor pelo pai recalcado surgiu então de maneira extremamente aguda e ele pronunciou lentamente estas palavras: "Papai, você é um bom pai, é a mamãe que não é uma boa esposa para você, por que você não se separa dela?" Ele havia guardado tudo isto recalcado: ele temia que suas palavras pudessem lhe ser fatais. No momento seguinte ele estava muito alegre; tudo terminara e disse: "Ora, eu não estou me importando lá com meu pai e minha mãe e estas velhas histórias, agora tenho uma mulher e vamos ter uma outra criança dentro de poucos dias. Eu me sinto bem."

Eis aí onde podem conduzir as portas rangentes...

IV

O CAMPO TERAPÊUTICO BIODINÂMICO

1. *Publicar minhas teorias*

Como eu trabalhava quase todos os dias do ano, não conseguia encontrar um tempo para escrever. Sentia-me frustrada, pois não gostaria que minhas experiências e minhas teorias ficassem só sob forma de anotações. Fiquei muito contente quando minha filha Mona-Lisa se propôs a redigir minhas teorias. Também fiquei reconhecida a David Boadella que aceitou calorosamente publicar os artigos de Mona-Lisa em sua revista *Energy and Character*. Sua publicação contribuiu muito para tornar conhecidos os métodos e as teorias da Psicologia Biodinâmica. Logo que cheguei à Inglaterra, comecei a estudar inglês, tinha muita esperança de conseguir chegar a escrever neste idioma, mas tinha tanto trabalho em Psicoterapia que não conseguia sentar-me por um instante numa mesa para escrever. Só consegui ditar três artigos, o primeiro sobre a "relação dinâmica", o segundo sobre "a personalidade primária e as correntes vegetativas" e o terceiro sobre "um caso de psicose maníaco-depressiva: Oscar". Um jornal de Londres publicou algumas nòtas sobre o trabalho biodinâmico. Mona-Lisa ficou chocada ao ver o conteúdo deste artigo e decidiu escrever, pois, como ela dizia: "Se a teoria vai ser deformada desta maneira, é preciso que alguém escreva os fundamentos da Psicologia dita Biodinâmica." Uma segunda razão levou minha filha a escrever, é que em meus seminários de formação eu enunciava verbalmente algumas teorias; estas eram retidas por pessoas competentes que, a seguir, redigiam exposições e eu tinha às vezes de escutar minhas próprias teorias enunciadas por alguma outra pessoa que se pretendia pai e autor. E uma terceira razão: Mona-Lisa temia principalmente que alguém se apropriasse da teoria do psicoperistaltismo. Muitos conceitos extremamente exatos nasceram de sua pena. Ela estudou profundamente a Psicologia e tudo relativo ao que chamou de "digestão neurológica".

149

A necessidade de organizar a formação em Psicologia Biodinâmica gerou a fundação do Instituto de Psicologia Unitiva na Holanda, e depois a criação da Fundação Internacional de Psicologia Biodinâmica em Utrecht, em 1973.

2. Massagem peristáltica e cardiologia

Gostaria agora de falar de uma inglesa, a Senhora Peg Nunneley, formada em massagem por seu filho Paul e que seguiu o curso de *bio-release*. Ela é ao mesmo tempo psicóloga e enfermeira e por muito tempo dirigiu uma casa de crianças. Atualmente, ela não pratica a vegetoterapia, mas desenvolveu uma forma de massagens psicoperistálticas particularmente suave e ligeira. Uma vez ela fez uma de suas massagens muito suaves em uma jornalista inglesa; esta ficou tão favoravelmente impressionada que escreveu um artigo num jornal de grande tiragem. O artigo teve uma grande repercussão na Inglaterra e ela teve que responder a algumas centenas de cartas por dia durante duas semanas. O diretor de um dos maiores hospitais de Londres pediu-lhe para fazer uma demonstração na unidade de cardiologia deste hospital.

Para a demonstração, os médicos haviam instalado todos os aparelhos que lhes permitiam controlar a pressão arterial e outras diferentes medições necessárias para apreciar o valor desta massagem. Pediram-lhe para praticar sobre uma paciente que tinha pressão arterial muito elevada e que nenhum medicamento havia podido reduzir. A Senhora Nunneley começou uma massagem psicoperistáltica muito suave e, de repente, o médico-chefe gritou: "Mas é extraordinário!" Realmente, a curva registrada da pressão arterial da paciente havia baixado consideravelmente. O médico-chefe ficou tão impressionado que deixou a sala de demonstração. Duas semanas depois, a Senhora Nunneley foi novamente convidada a praticar sua massagem na unidade cardiológica do mesmo hospital. Em algumas horas ela conseguiu reduzir completamente os efeitos de uma crise cardíaca.

Gostaria também de mencionar um método ao qual dei o nome de "respiração do espelho" ou ainda, "respiração esotérica". É um movimento muito simples e lento de expiração, como se quiséssemos fazer manchas de vapor sobre um espelho. Esta técnica simples de respiração ocasiona o que chamo de provocação ao derretimento e harmonização total da energia do organismo. Utilizo com freqüência este método nos grupos. Começo primeiro praticando um dos exercícios de *stress* de Lowen de maneira biodinâmica, e depois continuo com a respiração do espelho. Os participantes descobrem assim que podem passar de um estado de *stress* e nervosismo a um estado de harmonização.

150

3. A profilaxia das neuroses

Quando um psicoterapeuta trabalha por muito tempo ajudando os seres a sair de sua situação neurótica interior, uma das idéias que germinam em si e o acompanham dia após dia é a seguinte: como prevenir a neurose? Parece-me importante consagrar bastante tempo informando os pais sobre os meios de não deixar seus filhos neurotizados ou mesmo psicóticos. Foi realmente extraordinário encontrar Eva Reich, a filha de Wilhelm Reich, que partilha esta opinião. Eva Reich é médica obstetra e pediatra e trabalhou com Frédéric Leboyer nas técnicas de nascimento sem violência. Trabalhou durante muito tempo em diferentes clínicas a fim de permitir um nascimento natural. Assim fazendo, ela perseguia o objetivo definido por Wilhelm Reich no final de sua vida: proteger as crianças contra o ambiente neurótico e dar-lhes os meios de conservar sua personalidade primária. Poderíamos chamar o nascimento clássico de "o berço da neurose". Sobre isto, muitas experiências podem ser revividas na terapia profunda. Tive mesmo algumas experiências de algumas pessoas que reviveram o fato de o esperma do pai se depositar no interior da vagina e do útero da mãe. Observei também que a alma que vai se encarnar é atraída pela mãe, segundo seu nível espiritual, ou seja, quanto mais alto o nível espiritual da mãe, mais a alma que deseja encarnar-se apresentará os caracteres de um desenvolvimento avançado. Convém dar uma nuance a esta afirmação, e aqui entramos na discussão relativa ao "Carma".

Tive realmente alguns estudantes-terapeutas que evoluíram espiritualmente e que hoje praticam de maneira excelente os métodos da Psicologia Biodinâmica; ora, eles haviam nascido em famílias particularmente difíceis. Acho que além da questão do "dado cármico", para se tornar um excelente psicoterapeuta é necessário ter conhecido por si mesmo a experiência da neurose. Ninguém poderá se tornar um bom terapeuta se não passou pelo processo. Conheço muitas pessoas que apresentam extraordinárias qualidades mas que não estão interessadas pela terapia de maneira alguma. Contudo, atenho-me a especificar que todas estas questões e suas respostas ficam a um nível especulativo. O que está claro é que um número muito grande de pessoas faz de novo a experiência de seu nascimento e algumas vezes a do período pré-natal — e até do momento da concepção. Agora que eu acredito na existência da alma e da reencarnação, posso compreender que a alma está à espera da reencarnação.

Tive alguns pacientes que descreveram fenômenos análogos aos conhecidos na literatura sob o nome de "projeções astrais". Lembro-me em especial de um paciente que redescobriu alguns momentos de sua infância: seu pai era tão cruel com ele, que para evitar o sofrimento, ele saía de seu corpo. Acredito na realidade destes fenômenos

151

porque, quando meus pacientes se tornam "abertos", eles conseguem pela meditação sair novamente de seu corpo. Eu mesma fiz esta experiência muitas vezes. Tudo isto constitui um conjunto de fatos cuja parte bela é deixada às especulações. Nós adultos devemos compreender que as crianças são abertas a um ponto que não podemos imaginar. Se percebermos que a alma é pura consciência, poderemos realmente compreender por que a criança é tão consciente, consciente a um nível superior: ao ponto em que nascerá, nas crianças que entram num meio estéril e frio, o desejo de retornar ao útero. O que quer que pensemos sobre estes fenômenos, o número de experiências relatadas por pacientes em terapia parece-me pesar a favor de sua realidade.

Agora indicarei onde tudo isto concerne à Psicologia Biodinâmica. Do ponto de vista do psicoperistaltismo, convém notar que cada criança sofre, no nascimento, um traumatismo mais ou menos forte que deixa uma tensão residual. Foi quando tratei Oscar, o maníaco-depressivo, que percebi pela primeira vez a importância da abertura do psicoperistaltismo logo depois de seu nascimento. Quando a criança já saiu da vagina, se o psicoperistaltismo não se abre, alguém deve intervir. A pessoa mais apropriada, é claro, é a mãe, se esta é a mãe "natural". No momento atual, o parto se desenrola de maneira muito mecânica e a criança é logo retirada de perto de sua mãe. Com os trabalhos de Frédéric Leboyer, as coisas estão mudando, felizmente. A prática do "nascimento sem violência" é um passo essencial na profilaxia das neuroses. Por outro lado, se a mãe é feliz na gravidez, e se ela está em contato com as correntes descendentes, a criança se enche de uma boa energia e sua circulação libidinal é perfeita. Se a mãe tem um bom psicoperistaltismo, isto é também um fator positivo. Muitos pacientes reencontraram em sua terapia a lembrança dos ruídos, no útero, do peristaltismo da mãe e rememoram estas lembranças como momentos extremamente agradáveis.

O fundamental não é o tocar ou não tocar, mas a maneira de fazê-lo. A criança é tão sensível e o adulto tão insensível que a maneira de tratar a criança facilmente é muito mecânica, por demais "eficaz". Esta maneira mecânica de tocar desencadeia muito rapidamente uma acumulação de fluido energético que está na base da neurose. A maneira como o parto ocorre também é essencial: se a mãe está distendida, a criança se abandona e se distende; senão, ela se ressente da tensão interior de sua mãe, se contrai e se crispa e não se sente em segurança. Ela não pode então entrar em sua circulação libidinal e a perde rapidamente. Se a mãe está feliz, ela conhece o bem-estar na independência. Há uma outra circulação libidinal, a que une a mãe à criança. Depois do parto, a mãe descobre em seu corpo uma doçura extraordinária, uma fervorosa ternura. Este sentimento eu chamo de "sentimento libidinal da mãe". A mãe não deve confundir o sentimento libidinal com a sexualidade ou homossexualidade ou o incesto ou qualquer outra coisa de que ela possa ter medo mas, ao contrário, aceitar completamente esta corrente agradável. Se a bloqueia, ela também bloqueia a corrente de energia "psíquica" que vai para sua criança, e a aura da criança estará consideravelmente afetada. Aqui penso nas puericultoras, na maneira como elas aconselham às jovens mães e preocupa-me esta insistência na esterilização dos instrumentos, dos tecidos... os remédios a utilizar. Certamente eu compreendo a importância da assepsia, mas devo dizer que sua maneira "eficaz" de se ocupar das crianças, de dar-lhes cuidado, é totalmente desprovida de libido. Isto poderá ocasionar perturbações na circulação libidinal e destruí-la inteiramente. A criança precisa permanecer profundamente em contato com seu estímulo interior; as demandas da mãe não podem interferir com a circulação libidinal. É conveniente que a mãe se ajuste ao ritmo da criança e que não intervenha de maneira brutal ou mecânica neste ritmo. A criança está em permanente contato com o oceano de energia cósmica. Ela está ligada aos movimentos ritmados e pulsatórios do universo. Se a mãe, o pai, ou as pessoas que se ocupam com a criança estão separadas do oceano de energia cósmica e se foram educadas de um modo que as distanciou ainda mais, elas podem reencontrá-lo "acompanhando" a criança. Os adultos muitas vezes pensam que a criança chora porque quer ser tomada nos braços, mas quando ela aí está, continua chorando porque não encontrou o que procura; a criança não encontra o que procura porque a mãe não é bastante sensível e não a compreende. Ela continua agindo de maneira mecânica.

Agora insistirei sobre a expressão do rosto: se a mãe carrega a máscara do cuidado, do medo ou da cólera, isto induz na criança um reflexo de sobressalto, sua musculatura se contrai e as manifestações da couraça tissular e da couraça visceral aparecem. Existe também um fenômeno de contradição na aura, cujo nível vibratório abaixa. Não são os traumatismos mais importantes que instalam a neurose num ser, mas bem mais os fatos repetidos da vida cotidiana. Quando o meio apresenta uma atitude constante de rigidez que leva a criança a tornar-se o que ela não é, sejam estas atitudes as demandas, as esperas ou as ambições dos pais, ou ainda os sentimentos de culpabilidade injetados na criança, esta é afetada por choques que nos parecerão ínfimos, mas que são muito graves. Falei anteriormente, a respeito disto, da confusão entre o nível trivial e o nível trágico. Há dois hemisférios cerebrais: o esquerdo e o direito. O hemisfério direito está ligado à parte esquerda do corpo, que é também a do coração, em contato direto com a energia cósmica. O hemisfério esquerdo é a parte mais racional, mais mecânica, intolerante, eficiente. A maioria dos ocidentais só usa seu hemisfério esquerdo e destrói os outros níveis de consciência na criança.

É claro, tenho certeza de que os traumatismos importantes têm efeitos consideráveis, mas estou sempre muito espantada pela influência, no desenvolvimento da neurose, das "pequenas coisas". Estas engendram a resignação na personalidade e a retração da libido nas profundezas do corpo. Eis alguns dos muitos exemplos: a criança em certa época quer tocar tudo o que encontra; os pais chegam e dizem: "Não toque nisto" e até algumas vezes dão um tapinha em seus dedos. A libido se retira então e a criança começa a funcionar num modo que apela bastante mais a seu sistema nervoso central. A libido pode se retirar das mãos e também do coração: ela fecha seu coração em certas épocas em que o mundo é muito hostil. E quando os pais impõem tabus sobre a sexualidade, ela também retira a sua libido dos órgãos sexuais. A retração da libido tem conseqüências particularmente nefastas: a criança abandona a personalidade primária por uma secundária, e já dissemos anteriormente, que a criança que perdeu assim a circulação libidinal se torna dependente dos outros, de sua aprovação ou desaprovação. Surge então um sentimento de catástrofe na criança. Ela pensa que se fizer o que o pai ou a mãe a proibiu de fazer, isto será o fim de tudo. Este sentimento de "catástrofe" muitas vezes se torna tão importante, que acaba dirigindo completamente sua vida.

Enfim, é importante que os pais compreendam que a criança não é "deles", mas que ela é um presente da natureza a que devem dar apoio, assistência e o melhor de si. Pensar que a criança é sua propriedade ou seu objeto dá ao adulto um tal poder sobre a criança que esta não pode senão se tornar uma vítima sua. A atitude mais justa na relação com a criança é olhar para ela como se ela tivesse algo a nos ensinar. E ela tem mesmo sempre qualquer coisa a nos ensinar... A criança ainda está em contato com o oceano de energia cósmica, ela sabe, sabendo que não "sabe", mas que seu organismo sabe. Quando um adulto segue o estímulo interior numa criança sem temer que ela se torne a-social, a criança pode se desenvolver harmoniosamente, pois ela quer aprender e imitar.

Insistirei sobre dois aspectos da educação: a integridade e a identidade. No primeiro tempo de sua vida, seja o que for que o adulto queira fazer dela, a criança luta pela proteção de sua integridade e de sua identidade. Aí é que as coisas vão, freqüentemente, muito mal. Ela chega ao adulto e mostra uma coisa qualquer e o adulto não tem tempo de se interessar pela coisa. Ou ainda, ela começa a chorar e os pais a intimam a calar-se e a ficar tranqüila. Os pais então quebram a alegria interior. Muitas doenças podem aparecer por causa do recalcamento da alegria, do riso e da atividade

154

criadora (a brincadeira). Isto poderá ser difícil de compreender no início, mas se se percebe que a energia que passa nas células, nos músculos e no cérebro é a mesma, pode-se compreender. A neurose é a simples interrupção do fluxo de circulação de energia. A criança se resigna, encapsula sua energia e se instala em sua personalidade secundária. Se os pais conseguem perceber que a criança nasce profundamente boa, cheia de energia cósmica, em contato permanente com as mais altas vibrações e as qualidades da alma, eles poderão entrever que seu papel é de proteger e de ajudar a criança em seu desenvolvimento. Em vez disto, a maioria dos pais acha que seu filho está cheio de defeitos aos quais é preciso dar atenção para que não se desenvolvam. Eu coloco a pergunta: pode-se chamar educação a uma prática que visa impedir que a criança se torne o que se supõe que ela seja (má) e obrigá-la a ser o que se supõe que ela não é (boa)? Olhando a foto de um feto pode-se pensar que é um monstro disforme. E é este "monstro" que se tornará uma criancinha maravilhosa. Dou este exemplo para fazê-los compreender que aquilo que parece anormal, na verdade é normal para esta idade. A maioria dos pais fica tão assustada pelos movimentos de vida em seu filho que chegam com um conjunto de regras e princípios educativos. Poderíamos fazer uma lista destas regras... Darei somente alguns exemplos: alimentar a criança em horas certas, impedi-la de tocar suas partes genitais, deixá-la gritar quando chora para que tenha "bons pulmões", educá-la para ser limpa o mais cedo possível etc. Todas estas regras só visam uma coisa: deixar a criança neurotizada.

É claro, os pais não podem ser "perfeitos". Mas se mantiverem um clima de amor em torno de seus filhos, e hesitarem ao introjetar-lhes sentimentos de culpabilidade, todas estas pequenas coisas perigosas para as crianças e as contradições que se instalam pouco a pouco no organismo serão eliminadas do sistema pela atividade do psicoperistaltismo. A fonte profunda da neurose reside na permanência do sentimento de culpabilidade, do sentimento de insegurança, do sentimento de não ser amado. Se a expressão emocional não é autorizada no meio familiar e a criança não tem nenhum momento para si, para sua circulação libidinal, ela se torna neurotizada. A criança se acostuma a recalcar seus traumatismos, seus conflitos, e todos os obstáculos que encontra. No inverso, se o ambiente da criança lhe traz amor e segurança, o psicoperistaltismo se abre e se instala. Se temos sempre presente no espírito a especificidade da função do psicoperistaltismo que é de digerir os resíduos da atividade neurovegetativa, é possível compreender que a criança não acumula mais fluido energético e camadas recalcadas. Encontra-se geralmente crianças que têm dor de barriga ou dor em algum outro local de seus corpos. São muitas vezes reações a conflitos que a seguir são recalcados. É por isto que na terapia os sintomas antigos reaparecem e são enfim eliminados do sistema.

Acho que seria bom contar uma historinha sobre uma criança de quatro anos e meio. Seus pais estavam para se divorciar. A mãe lhe havia anunciado que ia sair de casa e deixá-la com o pai e a criança foi afetada por cólicas muito sérias. A avó, que conhecia a teoria e a prática peristáltica, perguntou a ela se queria que escutasse a barriga com o estetoscópio. Ela notou então que não havia nenhum som, que o psicoperistaltismo estava inteiramente bloqueado. Deu então à criança uma massagem muito leve e o psicoperistaltismo se abriu. Depois, cada vez que esta criança sofria de novo da barriga durante este difícil período de sua existência (o divórcio dos pais), ela pedia à avó para "telefonar para sua barriga para dizer que não a deixasse mais sofrer ". Os resultados eram tão extraordinários que não foi mais necessário chamar o médico. E assim, depois a própria criança ia por si buscar o estetoscópio, se estendia e "telefonava para sua barriga". Estendendo-se e escutando, ela permitia que o psicoperistaltismo se abrisse e as dores desapareciam. A mãe que está verdadeiramente aberta tem o poder de transmitir a paz interior e a harmonia a seu filho.

Lembro-me também de outra história que me foi contada por Ola Raknes: ela fora chamado por uma família para tratar de uma criança que não parava de chorar. A mininha estava de cama. Ola Raknes observou que ela enfiava suas duas mãos entre as coxas. Olhou para ela, e lhe fez um pequeno sinal de aprovação com a cabeça. A mininha colocou então uma mão na boca e a outra mais perto de seu sexo. Ela se acalmou instantaneamente e dormiu. Não se tratava exatamente de masturbação, mas era mais uma polarização da energia, ou seja, ondas suaves de prazer provenientes da boca e do sexo. A conexão entre a libido oral e a libido genital lhe trouxera sensações de corrente descendente apaziguadora. Quando a mininha vinha para perto de sua mãe para obter um carinho, a mãe permanecia em sua hiperatividade cotidiana e a lembrava de tudo que devia fazer: seus deveres, arrumar o quarto etc. A hiperatividade da mãe ou das pessoas que rodeiam a criança destrói sua circulação libidinal. E, realmente, esta hiperatividade é geralmente acompanhada por um excesso de palavras e frases dirigidas à parte racional dela. Na relação cotidiana com a criança, é preciso ter em mente que ela recalca ao bloquear sua inspiração. Se a expiração pode aparecer, a criança descarrega e/ou se distende. O essencial é não interromper a criança em seu movimento libidinal, qualquer que seja ele: na brincadeira, em sua expressão verbal ou gestual. Também é preciso deixar à criança seu próprio ritmo. Se os pais sabem respeitar este ritmo, eles podem levar seu filho a fazer o que desejarem sem impor-lhe sua vontade de maneira brutal.

Gostaria de recordar aqui as pesquisas feitas entre os trobriandeses. Sempre que a mãe trobriandesa deve introduzir uma idéia nova na criança, ela a apresenta de maneira lúdica e agradável. Quando ela quer desmamar uma criança, ela lhe repete com uma voz doce: "Olha aqui o suco de laranja, isto é bom para você, isto é bom, isto é o suco"; ou então: "Olha sua tia, ela é muito boazinha, esta é a sua tia boazinha, esta é a sua tia que é muito boazinha etc." Enfim, se a mãe se ausenta de casa, quando retorna ela dá a seu filho um tempo de atenção que não substitui em quantidade o tempo em que esteve ausente, mas o substitui inteiramente em qualidade. Se os pais e todos os que se ocupam de crianças tiverem sempre em mente os princípios do psicoperistaltismo, a neurose poderá ser prevenida de maneira muito adequada. Parece-me fundamental que as mães aprendam os rudimentos do tratamento psicoperistáltico, ou seja, a polarização, a ligeira massagem sobre o crânio, a massagem no rosto, a maneira de ter a criança nos braços para induzir a abertura de seu psicoperistaltismo etc. A massagem da distribuição de energia e os tratamentos chamados "auto-ajuda" são também especialmente indicados para impedir o aparecimento da neurose.

Recebo com freqüência *feedbacks* de meus alunos ou de terapeutas que formei e que aplicam estas massagens em seus filhos. Estes adoram isto e sempre pedem mais. Ainda uma historinha: uma menininha de seis anos, em Munique, a quem se perguntou o que ela queria em seu aniversário. Ela respondeu: "Eu quero uma massagem!" A massagem permite restabelecer o contato, este contato que a criança está sempre procurando. A maioria dos pais dá sua apreciação verbalmente, mas não é disto que a criança precisa. Ela tem, acima de tudo, necessidade do contato corporal. Este contato corporal deve ser realizado de maneira muito sensível e a massagem pode ser o mediador. É impossível fazer uma massagem sem haver uma aproximação muito grande com uma pessoa e é esta proximidade que permite a eclosão do amor. Por outro lado, e eu tenho dito isto ao longo deste livro, a melhor terapia é a massagem, tanto para a pessoa que é massageada quanto para a que massageia. A massagem permite aos pais e às crianças se "encontrarem" especialmente quando eles não o conseguem de outra maneira.

4. O tratamento de urgência

Quando a maioria das defesas fisiológicas e psicológicas caiu num paciente, seu inconsciente e sua ansiedade remontam à superfície de maneira muito forte, então, convém aplicar-lhe o que chamo de tratamento de urgência. Nestes momentos, a pressão do fluido energético proveniente das profundezas é tão grande que o eu e o organismo não conseguem regulá-la. Na origem destes casos, podemos encontrar duas causas: que a provocação tenha sido muito forte, ou que as defesas foram "relaxadas". A situação destes pacientes é muito diferente daquela das neuroses obsessivas. No caso da neurose obsessiva, a energia está encapsulada e trata-se de criar um desequilíbrio no sistema vegetativo a fim de dissolver as defesas, de "desencapsular" a energia bloqueada e de permitir o aparecimento de um processo biodinâmico com o qual é possível trabalhar. Podemos comparar isto a um obscesso. É útil, então, "abri-lo". Na situação de urgência, o abscesso é aberto e basta eliminar o "pus". Sobretudo, não é necessário escavar um pouco mais profundamente o ferimento.

Certo verão em que eu trabalava sozinha em minha clínica em Londres, recebi alguns pacientes em estado de urgência. Eram pessoas desesperadas e suicidas. Dei-lhes algumas sessões e desenvolvi esta forma de intervenção terapêutica que denominei "tratamento de urgência". Neste método, a condição número um para o terapeuta é a de estar calmo, ser profissional e dar segurança ao paciente. Não deixo estes pacientes falarem por muito tempo de sua situação, pois isto parece levar a uma provocação ainda maior. Depois de escutá-los por alguns minutos, peço que se estendam, não sobre as costas, mas sobre o lado esquerdo. Estar estendido sobre o lado esquerdo facilita o aparecimento do psicoperistaltismo. Começo por lhes dar uma "polarização": isto significa que vou sobre suas costas, minha mão esquerda em sua nuca e a mão direita sobre o abdômen. A parte "ouvinte" do estetoscópio é colocada sobre seu ventre e eu escuto o ruído do peristaltismo. Em todos estes casos, no início o psicoperistaltismo está fechado: não há som algum. Com minhas mãos atuo de maneira muito suave e muito lenta até conseguir abrir o psicoperistaltismo. Minha mão pousada sobre o ventre não se apóia, não faz pressão sobre o abdômen, ela segue o movimento da respiração; permaneço nesta posição por uma meia hora ou até mais, conforme o caso. Os pacientes se sentem derreter e constatam que estão indo cada vez melhor. Quando o psicoperistaltismo tende a querer permanecer fechado, faço pressões muito suaves sobre as membranas da nuca, da cabeça ou dos ombros. Posso também fazer pressão sobre a pele da fronte, estendendo as membranas para facilitar a circulação do fluido energético.

Na segunda sessão, faço uma massagem muito ligeira com as extremidades dos dedos. O paciente pode então falar lentamente e posso responder-lhe e ele pode me escutar. O recurso da palavra tem a finalidade de deixar dissolver a pressão, no interior de seu peito. A massagem nos dedos age sobre os meridianos da acupuntura e regula o conjunto da energia estocada na cavidade torácica; esta é a causa do aumento de pressão emocional. Na terceira sessão, normalmente, os pacientes podem se estender sobre as costas e receber uma massagem leve. É neste momento que eles descobrem as correntes vegetativas descendentes harmonizadoras extremamente agradáveis. Minha teoria da situação de urgência é a seguinte: as defesas caíram, a pressão do fluido energético no peito é muito forte e o desequilíbrio dentro do sistema nervoso é total, o que quer dizer que o sistema simpático está hiperativado e o sistema parassimpático, hipoativo. Os pacientes então entram num estado de desespero. Wilhelm Reich falava da vontade de explodir.

Nestas situações de urgência, é inútil pedir à pessoa para falar longamente de seus problemas pois ela não pode entrar em contato com os níveis profundos de seu ser e não pode ser objetiva. Utilizar as técnicas de vegetoterapia ou suscitar descargas seria uma manobra antiterapêutica, pois neste momento convém evitar uma provocação suplementar. Quando a pessoa antes desesperada redescobre as correntes vegetativas descendentes harmonizadoras, apaziguadoras, ela redescobre o prazer da vida e algum prazer em existir. A crise terminou. Em seguida, é possível dar-lhe então sem nenhum problema sessões de vegetoterapia.

5. "Ajuda-te a ti mesmo" e o método do campo bioenergético

A Fundação Internacional de Psicologia Biodinâmica organiza agora grupos de "ajuda-te a ti mesmo". São técnicas que cada um pode utilizar para regular sua energia. É difícil que cada pessoa na Terra encontre um terapeuta; por outro lado, a psicoterapia custa relativamente caro. Minha idéia foi desenvolver técnicas profiláticas para o "homem da rua", proveitosas também com certeza para as pessoas hospitalizadas e aos doentes ambulatoriais. Cada um pode praticá-las em si mesmo ou a dois. Os grupos de treinamento para este método são constituídos por umas trinta pessoas que se encontram uma vez por semana; o animador ensina-lhes as diferentes técnicas que poderão utilizar diariamente em casa. Nas sessões semanais, cada participante dá um *feedback* sobre o que descobriu por si mesmo. Esta forma de tratamento, que não é de maneira alguma provocante, opera lentamente transformações psicológicas fundamentais. Em caso algum tocamos as defesas musculares e não agimos sobre o que chamamos de campo bioelétrico.

Hoje, a partir das fotografias de Kirlian, podemos falar da energia que circunda todo o corpo, aquilo que chamamos "aura". Nossa massagem é efetuada ao nível do campo bioelétrico e restabelecemos sua corrente harmoniosa. Segundo a teoria biodinâmica, se a energia na aura — o que os sábios russos chamam de energia do bioplasma — está bloqueada, esta densidade energética em redor do organismo impede a circulação libidinal. Esta carga energética na aura impede muito particularmente o aparecimento das correntes vegetativas descendentes. Ela tem efeitos psicossomáticos análogos ao excesso de correntes ascendentes emocionais dentro do organismo, como nos casos que chamamos de "as urgências".

Falamos do fenômeno de pressão constante criada pela corrente emocional ascendente bloqueada. Nosso modo de tratamento era então restabelecer a circulação libidinal restaurando as correntes descendentes harmonizadoras. O método de *self-help* (auto-ajuda) permite obter resultados terapêuticos análogos trabalhando-se unicamente com o campo bioelétrico em volta do organismo. Pratiquei este método nos diversos grupos em diferentes países do planeta e os participantes me deram excelentes *feedbacks*. Eles se sentiam mais leves, em melhor condição física e, sobretudo, mais felizes. Sensações muito agradáveis fazem seu aparecimento no conjunto do corpo, bem como manifestações somáticas como o arroto e o bocejo. O arroto é comparável a uma descarga emocional muito leve. O bocejo é o que chamamos nosso reflexo natural de distensão.

Gostaria de falar agora de métodos que saíram da técnica da auto-ajuda e que operam no campo bioelétrico. Usei pela primeira vez um destes métodos em um grupo que tinha no Brasil. Depois de haver utilizado neste dia diferentes técnicas, de repente tive o sentimento de que nada estava acontecendo, de que nenhuma de minhas técnicas produzia frutos. Conheço bem este sentimento de inutilidade e de ineficiência, e sei que para mim está sempre na origem de uma nova descoberta. Comecei a fazer praticar a técnica do *self-help*, não mais no modo trivial, mas ao nível essencial, ao nível que gostaria de chamar "oceânico": quer dizer, de maneira não rígida, mecânica, razoável, banal, mas lenta, essencial, fundamental. Os seis terapeutas que constituíam o grupo que eu animava acabavam de fazer o exercício de Lowen que consiste em estar estendido sobre as costas, as pernas em direção ao céu, os calcanhares apontados para o alto, e a ponta dos pés para o rosto. Um dos participantes manifestou os sinais que revelavam que a corrente de energia emocional ascendente estava poderosamente engajada no canal do isto: ele ia entrar numa descarga emocional. Pedi-lhe apenas para se esticar e se distender. Sua respiração havia-se tornado espontânea e particularmente rápida. Expliquei então aos outros membros do grupo que eu queria realizar uma provocação seguida de uma harmonização, sem para tanto passar pela descarga emocional. Em lugar de encorajar a ab-reação emocional como no método de vegetoterapia habitual, mostrei a meus alunos terapeutas como era possível retirar a carga do plexo solar e harmonizar completamente o movimento de energia a fim de restabelecer a circulação libidinal. Perguntei a esta pessoa o que ela sentia. Respondeu: "Eu me sinto muito triste, tenho vontade de chorar." Comecei a trabalhar em sua aura com um movimento especial da mão, segundo o método que agora chamo de método do campo bioenergético. Ela estava, portanto, esticada a minha frente, e de repente começou a falar: "Sinto que estou me encontrando realmente pela primeira vez. Sinto que meu coração e meu sexo estão se fundindo. Enfim me sinto unificado. Gerda, você tirou uma pedra de meu plexo solar. Eu me sinto puro e realmente feliz. Eu me sinto poderoso e suave ao mesmo tempo." Este foi o começo do método dito do "campo bioenergético".

A seguir utilizei este método em diversas sessões. Tive sempre *feedbacks* semelhantes: "Você tirou a parte má de mim, você tirou a mãe má de meu coração, você tirou o pai crocodilo..." Eu não retirava· do campo bioenergético em volta do organismo mais do que a energia, mas era como se eu realmente tivesse retirado alguma coisa psicológica. Outros *feedbacks*: "Você tirou minha paranóia", "Você me tirou da irresponsabilidade"... Todos diziam o mesmo: "Eu me sinto purificado." O que descobri praticando este método, é que ele atua sobre diferentes centros de energia no organismo. Estes centros de energia "internalizaram" * o pai mau, a mãe má. Quando a criança ou mesmo um adulto tem relações ruins com seus pais, não apenas ele sofre de problemas a nível psicológico, mas ele também "internaliza" algumas energias, negativas para seu organismo. Desde muito tempo eu vinha achando que havia fenômenos psicológicos de internalização da energia. Quando as revelações dos parapsicólogos russos e de sábios do outro lado da "cortina de ferro" mostraram que tinham podido não-somente visionar, mas também medir o movimento energético que passava da mão de um curador a seu paciente ou de uma mãe a seu filho, tudo isto me pareceu confirmado. Por outro lado, pode-se internalizar energias positivas ou negativas, "boas" ou "más". Esta energia negativa pode se apresentar simultaneamente em diversos centros do corpo; mas é possível eliminá-la agindo sobre um só destes centros, por exemplo, retirando, por uma ação ao nível da fronte, uma série de energias ancoradas ao nível da garganta, do coração, do plexo solar e do sexo. A internalização criou uma clivagem no interior do organismo. Quando a energia negativa é retirada, a unificação aparece. A propósito, lembro-me de um *feedback* assim expresso: "Agora, sinto que voltei a ser eu mesmo."

Este método terapêutico do "campo bioenergético" modifica consideravelmente a direção do tratamento. Eis algumas indicações teó-

---

* O conceito psicanalítico "introjetar" não dissimula (encobre) este conceito da Psicologia Biodinâmica: "internalizar". A Psicologia Biodinâmica acentua o aspecto energético de introjeção.

ricas que fundamentam esta prática: se a energia negativa do campo bioenergético é tirada, o fluido energético no interior do organismo é neutralizado, e poderá ser evacuado. Se trabalhamos sobre a musculatura, o fluido energético muda de lugar, encontra-se em uma outra zona do organismo e assistimos ao aparecimento de novos sintomas. Em conseqüência, eu gostaria de dizer que este método permite reduzir os efeitos indesejáveis de uma vegetoterapia profunda e que permite realizar um tratamento particularmente eficaz sobre as pessoas muito afetadas: os psicóticos. Cada vez que descubro uma nova técnica, o destino me envia, para pôr à prova, pacientes especialmente difíceis. Este foi o caso, por exemplo, com Oscar, o maníaco-depressivo. Foi, também, com um grupo que eu animava em Munique. Eu havia previamente decidido que naquele dia mostraria a técnica do "campo bioenergético"; ora, um dos pacientes entrou numa ab-reação emocional muito intensa e profunda. Tinha os maxilares tão bloqueados que não podia deixar passar o movimento energético com o grito. Os músculos masséteres retinham a energia. Sua ab-reação emocional permanecia, apesar de tudo, bloqueada na garganta. Uma jovem chinesa, que fazia parte do grupo, correu para retirar esta energia com um movimento giratório acima das zonas situadas entre as sobrancelhas do paciente. Depois da intervenção dela, ele parou e sorriu: sentia-se maravilhosamente bem. Sentia a energia descendente, harmonizadora, invadi-lo. Eu me perguntava se a garota havia aprendido estas técnicas na China. Perguntei e ela respondeu: "Mas eu aprendi com você, Gerda, ontem, quando você nos mostrou a técnica do *self-help*..." No dia seguinte, fui a Viena, onde animava um grupo. Havia ali uma jovem que já estava tão provocada que entrou num estado psicótico, e fazia então só um exercício muito ligeiro, muito pouco provocador. Ela delirava e tinha alucinações. Ela via gorilas, grandes macacos que a perseguiam. Ninguém podia se aproximar. Cada um dos membros do grupo era um monstro para ela. Tinha as mãos contra a parede e tentava escapar. Me aproximei e tentei tocá-la muito levemente; tinha a intenção de dar uma polarização de energia; mas minha tentativa não fez senão aumentar a intensidade de seu horror e lhe deu um novo reflexo de sobressalto. O que me levara até ela, era minha própria necessidade humana de ajudar. Se eu tivesse escutado meu conhecimento e minha intuição, não teria feito este gesto. Um dos membros do grupo, amigo seu, tentou entrar em contato com ela tocando-a com a extremidade dos dedos, mas isto reativou o medo. Ela inclinou a cabeça para a frente e senti que poderia praticar o método do campo bioenergético tocando em sua cabeça, ou seja, trabalhar sua aura. Comecei e depois de alguns instantes, sem que ela visse o que eu fazia, ela voltou a si, retomou a consciência da realidade. Atirou-se nos braços do amigo e começou a chorar. Estava invadida por um reconhecimento. Eu estava completamente espantada. Pensava na teoria em que sustento que a psicose resulta de um excesso de fluido energético na cabeça. O que eu fiz foi retirar a energia do campo bioenergético em redor da cabeça. Eu assim tinha neutralizado o fluido energético dentro do cérebro. Eu tinha "tirado" a psicose. Uma vez a energia removida do campo bioenergético, o fluido energético no interior do cérebro não tinha mais seu poder irritante e sua capacidade de criar alucinações.

No dia seguinte, esta paciente se sentia bem melhor. Ela ainda tinha, contudo, alguma dificuldade para se expressar e murmurou: "Eu me sinto bem mais clara e limpa dentro de mim." Ela estava num estado próximo da catatonia, com dificuldades em mexer as mãos e os antebraços e caminhava de maneira muito rígida. Perguntei se ela aceitaria que eu lhe desse um tratamento muito suave. Aceitou e comecei a trabalhar sobre o campo bioenergético. De repente ela começou a rir e a rir mais ainda. Ela havia voltado a estar perfeitamente normal; toda a energia da carga havia derretido. Alguns minutos depois ela correu até lá fora para colher algumas maçãs para dar a dois de seus amigos que se haviam ocupado dela durante a manhã.

Este método é conveniente ao tratamento dos psicóticos, pois é ao mesmo tempo muito poderoso e muito suave. A psicose não pode ser cuidada pelos métodos vegetoterapêuticos ou bioenergéticos clássicos. O que é bom para as pessoas normais ou neurotizadas é muito forte para os psicóticos. Por outro lado, para os que avançaram bastante em sua terapia e no trabalho sobre si mesmos, é preciso técnicas adaptadas, mais sutis. Quando um paciente realmente perdeu suas defesas e quando descobriu sua circulação libidinal, seu corpo, sua mente e sua aura não deve mais ser tocado por ninguém. Só um terapeuta muito adiantado pode ajudá-lo em seu caminhar interior, utilizando técnicas que na verdade são prolongamentos reais de sua sensibilidade.

6. Os métodos da Psicologia Biodinâmica nos hospitais psiquiátricos e nas clínicas para doentes mentais

Há muitos anos eu tinha o mesmo sonho e a mesma visão em relação aos hospitais psiquiátricos. A primeira vez que me dei conta do alcance dos métodos da Psicologia Biodinâmica, foi na terapia de Oscar, o maníaco-depressivo. Se se compreende convenientemente a teoria do psicoperistaltismo, é possível entrever o que acontece quando o psicoperistaltismo está fechado: a pressão dinâmica se exerce e aumenta sempre enquanto se desenvolve um sentimento de desespero e a necessidade de explodir. As dores psicossomáticas aparecem e se fazem mais intensas. O objetivo no trabalho psicoterapêutico neste momento é abrir a "concha", a tensão das membranas e não a tensão muscular, de tal maneira que a energia possa passar através delas e "derreter"; dizendo de outra forma, que a harmonização possa ocorrer. Convém, então, encontrar o que chamamos de as "chaves".

Quando eu trabalhava em diferentes hospitais psiquiátricos na Noruega, freqüentemente tomava meu estetoscópio e o pousava sobre o ventre dos doentes. A maior parte do tempo não havia ruído algum. Acho que se todos os enfermeiros, enfermeiras e todos os trabalhadores em psiquiatria praticassem as técnicas da massagem para abrir o psicoperistaltismo — muito especialmente a massagem dita "de urgência" — o tempo que os doentes passam no hospital psiquiátrico poderia ser utilizado na íntegra. Eles poderiam ter uma profissão realmente enriquecedora, gratificante e sobretudo eficiente. Nos hospitais psiquiátricos os doentes tantas vezes estão deitados que me parece perfeitamente possível e prático para os enfermeiros e enfermeiras dar-lhes vinte minutos de massagem psicoperistáltica, especialmente quando os doentes estão completamente bloqueados. Em outros casos, bastaria controlar se o psicoperistaltismo está aberto ou fechado, e depois dar uma pequena polarização ou alguns movimentos de massagem. Eles também poderiam utilizar o método do campo bioenergético. Desde que o psicoperistaltismo aparece e se mantém num psicótico, a solução do problema está bastante adiantada. Os conflitos se dissolvem um a um. Por outro lado, as curas pelo sono poderiam trazer resultados bem melhores se a abertura do psicoperistaltismo fosse regularmente controlada, porque, se a descarga vegetativa não acontece, a neurose não desaparece. Todas estas técnicas concorrem para a harmonização da energia. Lembrarei aqui minha teoria da psicose. No psicótico, as defesas caíram, as tensões musculares relaxaram. Muitas camadas de conflitos recalcados começaram a forçar para voltar à superfície, à consciência, para serem ab-reagidas. Um processo biodinâmico começou a fim de eliminar do sistema energético e do organismo todos os miasmas enterrados. Pelo fato de estas camadas serem muitas e muito antigas, a energia se bloqueia no caminho. A energia patológica encapsulada que começou a se mover entra em conflito com as barreiras do superego, o que ocasiona uma acumulação de energia, uma estase fluídica e energética. Isto nos remete de volta à teoria fundamental de Wilhelm Reich: a energia atrai o fluido. O desequilíbrio neurovegetativo aumenta ainda por causa da pressão do fluido energético. O fluido energético age da seguinte maneira: ele atrai bastante fluido e aumenta a pressão no interior das membranas, do interior para o exterior; em segundo lugar, por seu poder de contração, ele aumenta a pressão do exterior para o interior. Os tecidos entram então num processo

164

patológico que produz a dor. Por outro lado, o fluido energético atravessa todas as camadas (endoderma, mesoderma, ectoderma) e termina atingindo o cérebro. O fluido energético tem propriedades irritantes e desperta as camadas das lembranças recalcadas. Quando entra no cérebro e nos nervos sensoriais e motores, os diferentes sintomas da psicose aparecem. Segundo a teoria biodinâmica da circulação emocional ao nível do sangue, podemos afirmar que os resíduos metabólicos e as emoções recalcadas perturbam novamente a circulação do sangue nas artérias, capilares e veias; os ciclos emocionais antigos são reativados, uma intensa pressão fluídica aparece em todo o corpo e esta pressão fluídica cria aquilo que os pacientes chamam de seu "nervosismo".

Podemos encontrar uma confirmação da teoria do nervosismo como sendo uma pressão fluídica no organismo considerando o que se passa em caso de acidente. Fora do caos o fluido vai aos tecidos. Descobrimos que trabalhar simplesmente apenas sobre a pressão fluídica com o objetivo de diminuí-la ocasiona uma considerável redução do nervosismo do paciente. A ansiedade, a excitação e a depressão terminam desaparecendo. É o mesmo com as dores psicossomáticas.

Em conseqüência, podemos dizer que reduzindo a pressão fluídica, pela prática da massagem e pelo controle do peristaltismo e com o estetoscópio, permitimos aos ciclos emocionais antigos, reprimidos, de se completarem, de terminarem. Reduzindo a pressão fluídica no interior do organismo, ajudamos este a digerir, eliminar as emoções recalcadas que permanecem bloqueadas. Considero a doença mental como um fenômeno que surge quando o organismo cheio demais de recalcamentos, começa a eliminar tudo em conjunto. Ora, o organismo não pode eliminar tudo se não é ajudado. Se o psicoterapeuta traz sua ajuda, o paciente não corre o risco de recalcar uma segunda vez e de se encerrar na personalidade secundária. Ele pode então ser o que ele É realmente. Ele pode reencontrar sua personalidade primária e desenvolver sua criatividade, reinstalar-se em seu "bem-estar na independência". Para nós, a libido não é uma força contra a qual devamos lutar incessantemente; pensamos que a libido pode e deve se integrar harmoniosamente no eu. Pessoalmente, considero que não há senão uma verdadeira e fundamental pulsão — é aquela que leva o indivíduo a se realizar por si e atualizar seu ser. O problema no psicótico é que ele está bloqueado no movimento desesperado que seu organismo tenta para se desembaraçar dos conflitos e dos recalcamentos. Nosso trabalho terapêutico consiste em terminar a tragédia ajudando cada uma das camadas recalcadas a passar de um estado de provocação a um estado de harmonização e de integração. Não é preciso pensar em termos de tensões muscula-

165

res, mas segundo o conceito de "pressão fluídica no organismo". Nossa abordagem permite ligar a psicanálise à bioquímica e às modificações orgânicas.

7. *As pessoas em transição*

Tive bastante oportunidade de trabalhar em Londres e no continente com o que chamo de "pessoas em transição". No decorrer destes últimos anos trabalhei com jovens de países diferentes. A prática cotidiana me deu uma fé, uma total confiança sobre a possibilidade de transformação de nosso mundo. Vendo todos estes seres redescobrirem sua personalidade primária, tenho um sentimento quase religioso de crer na existência de um núcleo bom em cada indivíduo, o centro de amor. Constato um desejo profundo e uma poderosa vontade de fazer alguma coisa para mudar nosso mundo na juventude. Todo seu movimento interior está consagrado a esta transformação. Isto me parece essencial. Há entre os jovens um desejo de honestidade tão forte que eles não querem mais ter compromisso com o mundo mecânico. Encontro muitos estudantes, especialmente estudantes de Medicina e Psicologia que sonham em deixar tudo e fico profundamente feliz quando eles compreendem que podem continuar seus estudos permanecendo abertos à nova era que surge. Eles descobrem nos grupos de terapia que é possível, em sua profissão, fazer alguma coisa por este mundo.

Encontro também nos diferentes países, jovens que se recusam inscrever-se na Previdência Social pois não querem ser apanhados nas armadilhas desta sociedade. E, no entanto, eles contêm em si uma energia extraordinária que só querem empregar em alguma atividade profundamente realista, essencial. O que percebo como necessidades e desejos profundos, por trás da agitação dos movimentos revolucionários da juventude ou por trás da angústia dos jovens que tomam drogas, é um fervor intenso, uma profunda vontade de acreditar no Bem. Mas a maioria deles não sabe como conseguir realizar este desejo. Quando os indivíduos se "abrem", eles ficam doentes por não saber que direção essencial dar a suas vidas. Vejo isto também em muitos de meus pacientes. Quando a energia começa a circular neles, se não encontram um sentido ou uma direção a dar a sua vida, tornam-se doentes. Hoje utilizo o conceito de "estase da criatividade" para descrever este fenômeno. O Professor Carl Gustav Jung ficou ele mesmo doente psicossomático quando não podia escrever mais. A energia vital, o fluxo da energia cósmica dentro do homem, tem necessidade de se expressar, de agir e de oferecer algo ao mundo. É um profundo movimento de mudança; dar e receber é uma das leis cósmicas fundamentais. O fluxo da energia libidinal deve trabalhar essencialmente em superposição com o movimento de energia cósmica e dar alguma coisa ao universo, sem que se instale a estase. A circulação libidinal tem um imperativo poderoso: ela deve funcionar em harmonia com o movimento da energia cósmica. Em nosso mundo mecânico e neurotizado, nós somos cortados, separados e não podemos senão nos bater uns contra os outros. Estamos bloqueados no movimento instintual da energia ascendente, o que ocasiona os comportamentos subjetivos, egoístas e irracionais. Quando a pessoa está em contato com suas correntes vegetativas descendentes, com o movimento harmonizante da energia cósmica, aparece o bem-estar na independência e aquilo que quero denominar de as "qualidades da eternidade". Estas qualidades são essencialmente a paciência, o amor universal, a compaixão. As pessoas que redescobriram sua circulação libidinal podem trabalhar em estreita e harmoniosa colaboração, enquanto as pessoas bloqueadas em seus movimentos de energia emocional ascendentes só vivem pela inveja e a suspeita. A agressão tem uma tal intensidade que nenhuma cooperação entre os seres humanos é possível. Vejo isto sempre em meus grupos. A harmonização da energia interior ocasiona a paz entre os seres. Este profundo sentimento de harmonia é dado àqueles que têm a percepção de sua corrente vegetativa.

Convém lembrar os primeiros trabalhos de Reich, quando ele falava dos pacientes que sentiam as correntes vegetativas com um caráter agradável quando a tensão muscular se dissolvia. As correntes vegetativas estão por debaixo da couraça muscular. Os movimentos da energia são purificações características do organismo. Segundo o princípio plasma-galvânico, estas correntes purificam o organismo eliminando os resíduos metabólicos. Quando as correntes de energia são muito fortes, elas se devoram no canal emocional, o canal do isto, e se despejam no movimento de ab-reação. É a catarse de tudo o que foi recalcado. Depois os sintomas psicopatológicos aparecem quando o movimento se bloqueia. Estas correntes vegetativas forçam a personalidade que atingiu o outro lado do espelho a se realizar em si, ou seja, esta energia força o ser inteiro a realizar seus dons, a cantar, a dançar, a escrever, a compor etc. O bloqueamento, a parada das correntes é o que chamo de estase da criatividade. Se a pessoa não segue seu estímulo interior, aparece a estase da criatividade. Duas formas de depressão podem seguir este processo de estase: a depressão clássica e a depressão "espiritual". A depressão espiritual pode se produzir por duas razões: seja porque o desenvolvimento espiritual interior entra em conflito com um superego hiper-racional, ou porque este desenvolvimento espiritual entra em conflito com um psicoterapeuta muito mecânico. Neste momento da terapia é preciso dar ao paciente todas as possibilidades de ele se tornar o ser que é profundamente. É bastante sabido que situações ambíguas aparecem quando

167

uma pessoa neurótica se transforma; por exemplo, se a família estava habituada a coabitar com um ser neurotizado de comportamento previsível, ela custa muito a se acostumar ao novo ser que tem seu bem-estar na independência.

Resumindo, podemos afirmar que "as correntes vegetativas sempre dizem a verdade". E chegamos a este fenômeno extraordinário em que a verdade de um ser provém das profundezas de seu corpo, de seu "soma". Este não é o menor dos resultados desta profunda unificação, ver um ser desenvolver-se espiritualmente quando emergem suas pulsões profundas, que se integram e se desenvolvem harmoniosamente. O psicoperistaltismo é o fio de Ariadne que guia nosso desenvolvimento espiritual. Se um ser segue seu movimento psicoperistáltico e desenvolve sua consciência superior, a purificação profunda continua sem cessar e com ela o desenvolvimento espiritual, mesmo depois que a terapia acaba. Quando um ser tem tecidos muito sensíveis e um corpo "aberto", ele pode sentir o que é e o que não é bom para ele. Se o psicoperistaltismo aparece, a atividade visada é "boa"; se não aparece, a atividade visada é "má". Isto não pode se tornar um novo superego porque o psicoperistaltismo impede que o superego seja ativado. A "regra de conduta" de um indivíduo auto-regulado nada tem a ver com a "regra" de um indivíduo não-regulado, governado por seu superego; esta regra do indivíduo auto-regulado é uma mistura de sentimentos e de sensações como no animal ou numa criança; é o que Carl Gustav Jung chamava de "intuição". O ser está agora completamente unificado e cada uma de suas percepções orgânicas dá um sentido a sua atuação. Quando a espontaneidade guia a ação, o ser é levado a agir de maneira que nem sempre sabe explicar mas que o conduz de maneira segura. Esta intuição o leva ao mundo da "sincronicidade" de que falava Jung.

Em terapia sempre nos colocam o seguinte problema, de que darei um exemplo: um dia um paciente me disse, olhando-me direto nos olhos: "Se você tirar o ódio de mim, eu não terei mais nada." Muita gente experimenta isto: quando o ódio é "tirado", há uma fase em que a pessoa se sente vazia. A seguir, percebe que ela era escrava de seu superego que lhe impunha sempre compulsões variadas; mas ela não sabe ainda exatamente o que quer, o que deseja fazer nesta vida. Encontrei muitos jovens que haviam "largado" tudo, que tomavam drogas, "hippies" do "movimento das flores"... Todos disseram o mesmo: "Nós sabemos o que não queremos, mas não sabemos o que queremos." A terapia e, sobretudo, a regulação do psicoperistaltismo podem ajudar consideravelmente os seres a saberem o que querem na verdade. Quando a pessoa redescobre suas correntes de energia vegetativa, ela entra no mundo maravilhoso da "sincronicidade", seu ser está em acordo e harmonia com a totalidade. A vida se torna verdadeiramente plena. Os seres auto-regulados encontram as pessoas que devem encontrar, acham-se em situações que lhes convêm e desenvolvem também sua criatividade de maneira extraordinária. O ser está em contato com o que ele é realmente e não com sua personalidade secundária, sua personalidade neurótica.

No que diz respeito a mim, entrei em terapia e prossegui minha formação porque queria me desenvolver e não estar mais neurotizada; mas eu não podia imaginar que minha vida poderia ser tão rica como ela o é agora, tão cheia de surpresas. Cada dia me traz mais. Quando o ser acompanha seu psicoperistaltismo, ele faz sempre novas descobertas que o ajudam a obter uma representação harmoniosa de si mesmo. Quando o ser está realmente aberto, a vida se desvenda a seus olhos em toda sua riqueza e cada um de seus mistérios lhe revela seu sentido. Estabelece-se assim um equilíbrio sutil entre a criatividade e a ação, entre a parte esquerda e a parte direita do corpo.

8. Epílogo: a terapia da girafa

Para terminar, gostaria de contar uma história terapêutica que aconteceu muito recentemente, antes de eu entregar meu original ao editor: um de meus alunos em Londres, que sempre havia tido aqui uma postura muito má, hoje se apresentou muito diferente: um porte de cabeça livre, muito belo, as costas e o pescoço "colocados" de maneira harmoniosa. Manifestei minha surpresa com esta mudança, e ele me contou a seguinte história.

Ele seguira durante muitos meses nosso método de terapia pela massagem, que chamamos *deep draining*, mas depois havia parado. Algum tempo depois, sonhou que estava na África com sua namorada e contemplava magníficas girafas.

— Olhe, dizia ele à namorada, olhe como estes animais têm um porte harmonioso de cabeça e movimentos graciosos!

— Mas você também, você poderia fazer o mesmo! respondeu ela, tente!

Ele começou a mexer com a cabeça como as girafas faziam, de maneira a encontrar a posição certa. De repente, ele descobriu a postura exata para si. Tudo se colocou sozinho por si. Exclamou:

— O que é que eu estou fazendo?

— Ora, muito fácil: você está fazendo a terapia da girafa!

Eu quis contar esta história porque ela me parece demonstrar de maneira precisa como o tratamento biodinâmico pode dar seus frutos, mesmo de um ponto de vista da mudança de postura. Este aluno havia tido muitas sessões, tanto em massagem quanto em psicoterapia, e havia chegado a um ponto de "maturidade" tal que ele podia descobrir a melhor postura por si: era uma postura livre e muito bonita.

Este exemplo também mostra como o tratamento biodinâmico opera nos sonhos, mesmo muito depois da terapia. Graças ao princípio psicoperistáltico, que é o princípio da autocura natural do organismo, toda a terapia se faz de maneira suave e gradual; o corpo aprende a se tornar consciente de si mesmo e descobre sempre que o terapeuta o apóia e o encoraja a funcionar com sua própria auto-regulação.

A terapia é só uma maneira de ajudar o organismo a se ajudar.

ANEXO I

A ATIVIDADE RÍTMICA ESPONTÂNEA NA· MUSCULATURA LISA

O peristaltismo intestinal pode ser visto como dependente da função digestiva: seu papel é permitir a progressão do bolo alimentar. Mas pode-se considerar também mais particularmente o fenômeno desta contração rítmica mais ou menos espontânea. Isto colocou tantas questões aos pesquisadores, que eles passaram a chamar este tipo de músculos lisos que apresentavam esta contração de "musculatura cassetete", que dá a enxaqueca.

As principais observações diziam respeito à atividade elétrica das células durante a contração. Eis aqui algumas constatações relatadas pelo professor Johannes Setekleiv (*Tidskrift Norske Laegeforen*, 1964):

"Inúmeros fatores podem influenciar as contrações rítmicas quando das experiências, como as variações da temperatura e do meio onde se encontram as células... as mudanças de pressão sangüínea e as influências nervosas... A reação aos alongamentos passivos é uma propriedade notável da musculatura das vísceras. Um alongamento repentino desencadeia uma contração, um antialongamento; a atividade rítmica também é modificada... O alongamento ou a dilatação tem um papel importante na atividade dos órgãos profundos autônomos... A dilatação de um órgão profundo, até certo limite, é o estímulo natural para a musculatura lisa... A freqüência das contrações espontâneas rítmicas parece depender da tensão, ao passo que a amplitude depende mais do comprimento da musculatura. Estes modelos mascaram uma considerável ignorância que aparece quando nos interessamos por uma compreensão mais detalhada dos mecanismos subjacentes às reações de alongamento... A observação dos fenômenos elétricos é difícil pelo fato de as células serem pequenas e de que elas não permanecem imóveis, mas, ao contrário, contraem-se ritmicamente...

"Diferentes pesquisadores descobriram que o potencial da membrana, na musculatura lisa, varia de acordo com o órgão, a espécie animal, a dominância hormonal, e conforme influências exteriores diversas como a temperatura e, não menos, de acordo com o grau de estiramento. Ele difere do potencial de membrana do esqueleto em dois pontos, a saber, que é mais fraco e que á lábil. Em outras partes, ele se parece muito ao de outros tecidos apresentando uma atividade espontânea, por exemplo, o *sinus venosus* e a musculatura cardíaca do feto... O andamento dos potenciais de ação é variável. Podem consistir numa despolarização rápida (gênero ponta), de mais longa duração (gênero platô); ou ainda, uma despolarização prolongada pode ser seguida de um excesso positivo (*undershoot*). Além destes gêneros, existem lentas oscilações do potencial de membrana (ondas lentas) que podem ser regulares ou interrompidas por intervalos de tempo durante os quais o potencial permanece estável. No auge de uma tal onda lenta pode se formar um ou mais potenciais de ação. Em outras partes, podem-se destacar os potenciais similares aos que podem ser observados no *sinus cardíaco*: potenciais *pacemaker*. Estes consistem em uma despolarização gradual (pré-potencial), e quando atinge um certo limite (potencial limiar), desencadeia-se um potencial de ação. Este potencial limiar é chamado de nível de detonância (*level of ignition*) ou zona de detonância (*zone of firing*)...

"Parece haver variações no potencial da membrana que a célula dita unitária dos músculos lisos utiliza para regular a atividade rítmica espontânea. Cada célula unitária possui uma zona particular de *firing* e é ativada quando o potencial de membrana chega a esta zona. Em conseqüência, uma célula de músculo liso pode ser ativada segundo o deslocamento alternativo do potencial de membrana, conforme o deslocamento se situe dentro ou fora da zona de *firing* da célula.

"As contrações na musculatura lisa são provocadas pelos potenciais de ação... O frio, a acetilcolina, os impulsos do sistema parassimpático e o alongamento despolarizam a musculatura intestinal de tal maneira que as células penetram na zona de disparo, enquanto a adrenalina ou as impulsões do sistema simpático aumentam o potencial da membrana, hiperpolarizam a célula e a tornam menos excitável...

"O trabalho considerado necessário para esclarecer os fenômenos surgindo neste grupo heterogêneo de musculatura só agora está começando."

Todas estas observações do professor Setekleiv estão feitas de um ponto de vista estritamente neurofisiológico e não levam em consideração os fatores psíquicos. O problema da origem e da função da atividade rítmica espontânea da musculatura lisa permanece sem resposta. Para mim, é a função psicoperistáltica de digestão do *stress*, dos resíduos de tensão nervosa. Para explicar isto, utilizo os conceitos de W. Reich: o fluido energético, a circulação bioenergética e o princípio Tensão-Carga-Descarga-Relaxamento. Assim temos: no interior das paredes intestinais, o canal do isto — energia ascendente nas paredes intestinais; um canal de energia descendente (harmonização); uma zona de inversão das correntes energéticas.

A pressão no interior das paredes intestinais é responsável pelo psicoperistaltismo. O momento bioelétrico da passagem do fluxo a "defluxo" * corresponde à zona detonante e à produção do som peristáltico. Este momento tem uma influência bioelétrica em todo o organismo, dá uma sensação de prazer e de contentamento. Realmente, a descarga bioelétrica acontece em todas as células do corpo, mas os intestinos são uma região privilegiada: eles representam o sistema mais primitivo de condução da energia e é lá que temos mais *feedback*. Mas o fenômeno de descarga-relaxamento é relativo da mesma forma ao cérebro, à musculatura, à respiração, às vísceras, ou seja, ao ectoderma, ao mesoderma, ao endoderma.

---

* Conforme David Boadella, "Firing Zones", no *Journal of Biodynamic Psychology*, no. 2. [Edição brasileira: "Zonas detonantes, tonicidade muscular e o reflexo orgástico", *Cadernos de Psicologia Biodinâmica*, 2, Summus Editorial, 1983.]

ANEXO II

UM CASO DE TRATAMENTO DA NEUROSE COM O MÉTODO PSICOPERISTÁLTICO

Trata-se do caso de uma jovem que me foi enviada para tratamento. Darei algumas indicações sobre o histórico deste caso. Um dia ela fora encontrada inanimada na rua por policiais. Havia tomado muitos barbitúricos: era uma tentativa de suicídio. Quando acordou no hospital, contou-me, estavam ali dois psiquiatras, um homem e uma mulher. Os dois lhe deram meu nome e meu número de telefone e aconselharam-na a vir a mim para receber um tratamento pela massagem psicoperistáltica.

A jovem paciente me contou que tinha vinte anos e que, há três anos, sofria de uma enxaqueca muito forte que a impedia de dormir. Ela só conseguia dormir duas ou três horas por noite. Explicou que havia tomado estes barbitúricos porque não podia mais tolerar a dor. As enxaquecas e a insônia haviam começado há três anos, quando ela acabava de deixar a escola onde era pensionista. Quando voltou à família, as enxaquecas começaram. Depois de alguns meses, ela deixou a cidade e começou um pequeno trabalho como "bico" em uma outra cidade, esperando que desaparecessem os sintomas assim que estivesse longe da família. Contudo, ela não tinha de que se queixar de sua casa; seus pais eram muito amáveis e gostavam muito dela.

Falando com ela, compreendi que não seria possível fazer um tratamento psicoterapêutico pois o fenômeno de idealização de sua família e suas defesas psicológicas eram tão fortes que ela não tinha absolutamente a intenção de "trabalhar" de maneira psicológica sobre seus conflitos. Além do mais, ela me tinha sido enviada — achava — para receber massagens: para ela, era muito significativo que tivesse sido enviada pelos dois psiquiatras para receber massagens na cabeça para que suas enxaquecas desaparecessem, e que ela pudesse relaxar e escapar da insônia. Minha opinião era de que por detrás destes sintomas deveria haver inúmeros conflitos relativos à sexualidade e que tinham sua origem na puberdade. Realmente, era uma garota muito amável, católica, e eu podia imaginar que houvera um agravamento dos conflitos quando ela havia deixado a situação de pensionista para voltar à família. Continuando a falar como ela, percebi que ela não tinha nenhum interesse, que nada fazia o dia inteiro, e que no fundo, ela não tinha vontade de viver.

Massageei muito levemente sua cabeça, e muito especialmente do lado direito, onde os sintomas eram mais graves. Não havia sons no psicoperistaltismo, o que significa para mim que havia uma contração interior de medo muito poderosa em seu canal alimentar (canal do isto) e que assim a energia estava bloqueada na cabeça. Durante algum tempo, só sustive sua nuca e, muito levemente, com muita prudência, acariciei seu crânio com a ponta dos dedos sobre os pontos onde a energia estava bloqueada. De repente, o psicoperistaltismo se abriu, e no mesmo instante ela começou a falar. Falou de si mesma e também me disse que gostava muito da massagem. Logo começou a dizer que gostaria de começar a aprender a jogar tênis. Era algo que ela sempre havia desejado. Entrou então numa fase de entusiasmo com esta idéia de jogar tênis que eu não conseguia acreditar que era a mesma garota que havia uma meia hora antes parecera tão deprimida e abatida.

Quando ela voltou, na semana seguinte, disse-me que havia dormido oito horas por noite e que a dor havia desaparecido inteiramente do lado direito (onde eu havia trabalhado principalmente) e que ainda havia um pouco de pressão dolorosa do lado esquerdo. Eu me lembrava que durante a massagem ela havia constatado que a enxaqueca se reduzia à medida que eu massageava. Isto posso explicar pelo princípio de abertura do psicoperistaltismo que ocasiona a redução da pressão do fluido energético. Assim, desde que esta pressão é reduzida, a dor desaparece. Na segunda sessão trabalhei massageando com um pouco mais de força os pontos da cabeça mais carregados. Tendo trabalhado em maior profundidade, eu esperava uma reação, achando que ela não seria muito forte. No conjunto, este foi um tratamento muito suave e prudente. Em todo caso, por uma questão de maior segurança, eu havia tomado a precaução de lhe pedir que me chamasse ou que viesse me ver por seja lá o que fosse que lhe parecesse muito difícil de agüentar. No decorrer da terceira sessão ela me contou que havia passado uma semana terrível: "não havia dormido de maneira alguma" e dois sonhos terríveis a tinham perturbado.

No primeiro sonho, uma serpente enorme, grande como o monstro de Loch Ness a perseguia nas escadas. Ela conseguiu se trancar no quarto; mas a serpente-monstro conseguiu abrir a porta que ela tentava desesperadamente manter fechada. Ela acordou então em sobressalto.

Esta foi para mim uma confirmação de minha hipótese sobre seu conflito sexual. A serpente era um símbolo fálico ameaçador e vinha dar uma ilustração a minha teoria do conflito entre o superego e o isto, conflito este que ocasiona o fenômeno do horror e que se manifesta, entre outras coisas, por uma pressão no cimo da cabeça. Assim a energia sexual e o prazer-horror da garota pela serpente-monstro (chamo este fenômeno a síndrome do gorila) sobem ao longo das costas e se apegam na parte detrás do crânio. Diz-se em geral que nos momentos de horror os cabelos se eriçam na cabeça; posso dizer que isto não é apenas uma imagem, mas uma realidade que tive oportunidade de observar.

O segundo sonho também era muito expressivo: ela tivera uma criança, mas a criança era espástica. Isto simbolizava seu medo de engravidar. Depois destes dois sonhos muito fortes, ela foi melhorando sempre; desapareceu a insônia e a enxaqueca. Ela sentia tornar-se uma garota normal e descobriu novos interesses na existência: trabalhar para ser atriz, dançarina... Eu achei que seria bom parar, pois sentia que não era este o momento de ir mais longe com ela.

Este exemplo mostra bem, parece-me, como os métodos psicoperistálticos têm uma eficácia psicológica. Devo em todo caso voltar a insistir que o terapeuta que utiliza os métodos psicoperistálticos deve ser também um psicólogo ou um psicoterapeuta, pois ele deve ser capaz de guiar e dirigir o que possa surgir em conseqüência das massagens.

ANEXO III

UM CASO DE PSICOSE MANÍACO-DEPRESSIVA: OSCAR

Na época em que eu trabalhava no hospital psiquiátrico de Dikemark, espantava-me ao ver as mudanças espontâneas e súbitas a que estavam sujeitos os pacientes maníaco-depressivos. Não apenas sua personalidade e seus sintomas mudavam, mas entre o período maníaco e o período depressivo, sua fisionomia se modificava inteiramente. Durante a fase maníaca, a pele estava inchada, com uma forte distorção nas membranas de superfície. Depois, de repente, quando a depressão se instalava, a pele se tornava enrugada como se não restasse mais nenhum fluido nos tecidos. Li então relatórios fenomenológicos sobre as sensações dos pacientes. Eram sensações de movimento dentro da cabeça e identifiquei-os com o conceito da energia que vai para o interior e que vai para o exterior da profundeza do corpo à superfície e o inverso. O movimento está presente em cada célula. Percebi então que os princípios da bioenergia reichiana podiam se aplicar à psicose maníaco-depressiva: a energia do orgônio se dirige às concentrações maiores de energia e, depois, em seu apogeu, muda de direção. Isto coincidia com o quadro clínico do período maníaco; hiperatividade, otimismo delirante, euforia, rebaixamento das faculdades críticas e infatigabilidade. Era como se a energia do universo inteiro estivesse à disposição do indivíduo. De certa maneira, isto era verdadeiro, pois todas as camadas quimiostáticas da energia antes recalcada eram repentinamente ativadas e levadas em direção ao exterior, em busca de uma pausa. Em conseqüência, as membranas deviam estar cheias de fluido patológico, tanto nos intestinos quanto nos outros órgãos. Podemos aplicar esta teoria da patologia fluídica . membranária também às membranas das células nervosas. O paciente se encontra então quase a ponto de explodir, por causa da acumulação excessiva de fluido energético, que é razão profunda da hiperatividade psicomotora. Na fase maníaca da doença, a quimiostase tem uma direção centrífuga. A energia que vai para o exterior chega a um ponto de saturação na região periférica e, quando os tecidos estão cheios, a energia deve então voltar ao interior, de maneira centrípeta, levando assim à depressão que é sintomatizada pela contração das membranas periféricas.

Assim, a alternância entre os períodos maníacos e os períodos depressivos se deve a uma alternância energética entre os movimentos centrífugos e os movimentos centrípetas que têm uma seqüência rítmica afetada pela produção de quimiostase. Indo mais longe, podemos ligar isto aos ritmos pulsatórios presentes em todas as células vivas. Portanto, se tratamos um paciente maníaco--depressivo com a massagem psicoperistáltica, devemos fazê-lo durante o período maníaco, quando as membranas de superfície estão cheias de quimiostase. Isto poderá facilitar a descarga abdominal, a eliminação de acumulações tóxicas, antes que o ponto de saturação seja atingido e que a quimiostase se torne inacessível. As membranas dos órgãos interiores não podem, é claro, ser massageadas diretamente.

O caso de Oscar

Oscar havia sido diagnosticado como intelectualmente retardado. Sua mãe dizia que, durante a gravidez, esteve num estado de grande depressão porque seu marido tinha dificuldades com o pai, que também era seu patrão. Isto os havia levado a se mudarem para uma outra cidade, onde foi preciso recomeçar de novo. Ela não tinha tido tempo, portanto, de sentir prazer na gravidez e no parto. Oscar nasceu um bebê "azul" e não conseguiu falar antes dos cinco anos. Oscar fez os estudos primários sem problemas, mas quando chegou na época dos estudos secundários, teve que ser ajudado por um professor particular. Ele sempre havia estado muito próximo a sua mãe, que o dominava e protegia. Sempre houve uma grande tensão entre ele e o pai. Desde os 18 anos tinha passado a viver longe de seu pai. Então, quando chegou aos 36 anos, a situação o forçou a viver novamente com ele. Esta situação trouxe à luz sentimentos agressivos muito fortes, conscientes, que culminaram numa psicose maníaco--depressiva. Ele foi tratado pela quimioterapia.

Um dia, decidimos tentar a terapia pela massagem, com a condição de que o tratamento fosse privado e que Oscar fosse mantido fora do hospital. O hospital havia declarado que mais nada poderia ser feito por ele. A primeira vez que vi Oscar, ele parecia um pedaço de carne, um corpo vegetativo e sem resposta. Decidimos mantê-lo fora do hospital, não importava o que acontecesse e tratá-lo em casa. Eu nunca havia pensado em tratar um caso como este, mas expliquei à mãe que eu havia sentido que podia ajudá-lo; talvez, curá-lo. Eu tinha uma total confiança em minhas teorias sobre a psicose maníaco--depressiva.

Uma noite, depois de dois tratamentos, escutamos um som distante, um barulho de fricção, como uma agonia, como se alguém estivesse morrendo e, quando cheguei em seu quarto, Oscar estava sentado em sua cama. Meu primeiro pensamento foi de que devíamos colocá-lo no hospital e que não era bom este tratamento para ele. No início eu não notava que seus sons na verdade eram palavras, mas depois de algum tempo, comecei a distinguir, no meio de seus estertores, estas palavras: "eu odeio, eu odeio". Percebi então que a energia emocional do ódio havia sido ativada e que tinha sido detida pela quimiostase na garganta, que apresentava um edema. Ele estava a ponto de sufocar. Fiz com que ele se estendesse e trabalhei com um movimento de massagem deslizando sobre as membranas do pescoço. Seu estômago respondeu com sons explosivos muito fortes, como trovoadas, que indicavam uma carga psicovegetativa muito forte. Depois de um trabalho de duas horas, a estase e o edema desapareceram e ele pôde de novo respirar normalmente e adormeceu.

No dia seguinte, vimos uma pessoa completamente diferente. Em vez daquela pessoa letárgica, ausente, que vegetava, havia uma pessoa viva, feliz, ativa, normal, interessada por tudo que a rodeava e que tomava parte na conversa. Percebi que ele tivera de recalcar seus sentimentos de cólera, pois deixar vir novamente este sentimento o teria conduzido a um verdadeiro perigo físico de sufocar. Ele tinha, realmente, literalmente, seu pai encravado na garganta. Durante algumas semanas não houve mais tratamento, pois eu tivera de viajar. Durante este período sobreveio uma tendência muito forte à mania, uma irritação crescente e uma hiperatividade. Mas, a cada vez, depois do tratamento, ele estava de novo completamente aliviado e normal.

Um dia em que eu estava muito cansada e sob pressão, dei-lhe um tratamento. Evidentemente, tive de remexer no material emocional das profundezas do corpo sem eliminar a camada de cima. Desta vez, o tratamento não o aliviou como havia feito antes. Em duas semanas ele havia atingido um estado maníaco completo, a ponto de telefonar para as salas de concerto da cidade mais próxima e alugá-las para recitais de piano, e também de encomendar quantidades fabulosas de livros para crianças.

Às quatro horas da manhã ele acordava e percorria a casa toda batendo em todas as portas.

Como eu morava em outra cidade, ele vinha de trem, acompanhado de sua mãe e, durante a viagem, inchava cada vez mais, como um pão fermentando. Estava praticamente irreconhecível. Começamos imediatamente o tratamento. Senti que devia esvaziar a quimiostase das camadas superiores, antes que o ponto de saturação fosse atingido, senão o movimento se inverteria, o fluido energético retornaria às profundezas do corpo e não estaria mais disponível antes da próxima fase maníaca. Por sorte, esta era a época em que eu havia começado a trabalhar com o estetoscópio * e como eu possuía dois, sua mãe pôde escutar. Era a primeira vez que ela assistia ao tratamento. Antes de iniciar, escutei com o estetoscópio e constatei um fechamento do peristaltismo intestinal.

Um momento depois, seu estômago começou a reagir com ruídos de trovoada muito fortes, e as explosões estavam insuportáveis para nossos ouvidos. Bastante tipicamente, a pele estava tão carregada de quimiostase que nem era preciso ir até os músculos. Era uma descarga peristáltica da energia nervosa tão formidável que eu compreendia como a hiperatividade maníaca podia ser criada. Com um tal impulso da energia em direção ao exterior, a pessoa não poderia fazer outra coisa senão agir de maneira hiperenergética.

Depois de duas horas de descarga abdominal incessante — se bem que eu tratei das costas e das pernas — ele se acalmou, tão bem, que teve um sorriso de reconhecimento e adormeceu num sono tranqüilo. Senti que tínhamos realizado um milagre científico e estava encantada de que Oscar me houvesse permitido confirmar minha teoria.

Fiquei ainda mais encantada quando fui a seu hotel na manhã seguinte para perguntar as novidades e sua mãe me disse que ele tinha acordado há um bom tempo e que estava calmo, normal e feliz. Oscar havia falado com os ingleses do hotel, manteve uma conversação polida e de bom tom, o que significava que seu conhecimento do inglês, aprendido muitos anos antes com o professor particular havia voltado.

Pareceu-me que Oscar estava num estado de bem-estar que as pessoas ditas normais raramente sentem. É possível descrever como se opera a passagem do ser sadio à personalidade maníaca pelas etapas de euforia pré-maníaca: é uma ativação do fluido energético bioquímico resultante de camadas de emoções recalcadas, e a camada superior funciona como uma concha, pois não há descarga abdominal. Desde esta época utilizo os conceitos de abertura e fechamento a propósito da camada superior. Parece-me que isto seja como se todas as camadas de quimiostase reprimidas desde o nascimento estivessem ativadas e que elas procurassem encontrar satisfação e descanso. Assim, o paroxismo da fase maníaca pode ser comparado a uma caldeira submetida a uma pressão tão elevada que está a ponto de explodir. Nesta época, eu considerava a questão de maneira teórica e não podia imaginar qual seria o conteúdo emocional de cada camada. Apenas a continuação do tratamento podia revelar.

Depois de haver tratado de Oscar durante quase cinco meses, e de ter eliminado por massagem suas energias maníacas, eu me tornei mais audaciosa em minha ação, pois ele ia muito bem.

Meu tratamento tomou a forma de apalpamento mais profundo para descerrar a couraça, muscular, fazer tombarem suas inibições e liberar a respi-

---

* Veja à p. 86.

ração. Um dia, depois do tratamento, a mãe exclamou: "Mas, veja, um dos ombros dele desceu!" Expliquei-lhe que este fenômeno era muito comum na fisioterapia dinâmica, quando se agia diretamente sobre as tensões musculares crônicas e que o outro ombro iria também se colocar no mesmo nível.

Durante este período Oscar vivia com sua mãe e uma empregada doméstica numa residência de verão próxima a Oslo para que ele pudesse receber seu tratamento mais freqüentemente. Um dia, depois de um tratamento, ele adormeceu. Alguns momentos depois, ele acordou chorando, dizendo que queria voltar para perto de Deus. Lamentava-se: "Por que foi que eu nasci, se eu não posso fazer aquilo a que fui destinado?" Chorava sem cessar. Quando sua mãe e a empregada chegaram no quarto, ele estava urinando no chão. Elas pensaram que era porque não tinha um urinol e trouxeram um. Mas ele continuou a urinar no chão, dizendo que gostava disto, que era um verdadeiro prazer. Naquela noite, ele chorou mais, e quando elas acordaram na manhã seguinte, ele havia se tornado um bebê de uns três meses e não conseguia nem levantar a cabeça. Ficava deitado, olhando para seus dedos e emitindo os sons de um bebê.

Fui chamada com urgência e, assim que o vi, fiquei chocada com esta regressão súbita. Coloquei o estetoscópio sobre seu ventre e não havia resposta alguma. Ele estava febril. Neste momento, havia voltado a si e podia falar de novo. Mas a camada superior estava completamente fechada e massageei durante horas sem nenhum resultado. Além disto, ele manifestava grande resistência ao tratamento.

Por volta de uma hora da manhã, escutei suas primeiras reações intestinais, enquanto eu trabalhava sobre as membranas musculares do esterno-cleido-mastóide esquerdo. Era como se fosse a chave: se eu conseguisse abrir esta porta, teríamos então um organismo capaz de eliminar esta energia. Mas Oscar estava tão pouco cooperativo, que, cada vez que eu conseguia, ele escapava. Contudo, fazendo o que ele queria — quer dizer, dando-lhe quantidades infinitas de bananas — conseguimos tranqüilizá-lo e acalmá-lo. Então pude trata-lo. Ele não parava de gritar: "mamãe! banana!" com uma voz infantil. Ver um homem de seu tamanho deitado como um bebê e com uma demanda oral enorme permitia compreender de maneira patética as características da fase oral: onipotência e megalomania. "Eu posso obter tudo o que quero se gritar bastante forte!"

Eu disse anteriormente que minha hipótese era de que todas as camadas eram ativadas ao mesmo tempo: aqui encontrávamos a camada oral. O estágio anal chegou no dia seguinte. Foi muito difícil tratá-lo, pois era desagradável e eu não podia negar meus sentimentos negativos em relação a ele. Ele se debatia tanto, recusando o tratamento, que foi preciso dar-lhe uma quantidade de bolos e doces para poder continuar a massagem. Por outro lado, durante o tratamento, ele não parava de meter seus dedos no ânus e tentar limpar as fezes em meu rosto. Seus olhos se enchiam de uma alegria maliciosa quando conseguia. Eu sentia subirem em mim todas as minhas emoções irracionais. Foi somente graças à ajuda de sua mãe que eu pude continuar o tratamento: ela era tão terna e tão paciente que eu sentia muita admiração quando ela o deixava limpar as mãos em seu rosto. Eu me esgotava tentando tratá-lo com movimentos suaves de massagem quando minha vontade era esbofeteá-lo.

Consegui eliminar uma grande quantidade de pressão visceral e ele pôde dormir calmamente. No dia seguinte ele quase tinha voltado a ser uma pessoa adulta normal, calma e satisfeita. Mas como a pessoa normal não desejava o tratamento e nós não queríamos forçá-lo, o nível de energia subiu mais e ele entrou novamente numa fase maníaca, correndo pela casa toda, batendo nas paredes ou fazendo qualquer coisa barulhenta. Ele nos fazia caretas agressivas gritando que queria nos matar. Ele continuou assim e ficou cada vez mais difícil mantê-lo dentro de casa. Foi preciso toda a paciência de sua mãe, dando-lhe bombons e a ameaça de suprimir os bombons para que ele aceitasse cooperar no tratamento. Mas ele continuava a implicar comigo, tentando me levar ao ponto de explodir. Por exemplo, ele descobriu que arranhando com as unhas o tubo de borracha do estetoscópio, produzia ruídos que feriam meus ouvidos.

Um dia, depois de estar sendo massageado há cinco horas, os sons não apareciam e a situação parecia sem esperança. De repente, perdi o sangue-frio e bati nele. Me senti mal por ter feito isto a um bebê indefeso. Disse-lhe enquanto chorava: "Eu bato em você porque você não quer ser curado!" Para minha grande surpresa, ele respondeu de maneira normal e sincera: "A senhora tem razão, eu não quero que a senhora me dê este tratamento porque a senhora pode me reduzir a nada."

Depois disto, o tratamento mudou completamente. Ele consentiu em deixar-se massagear. A partir deste dia, foi como um filme de sua vida projetado em sentido inverso. Este filme dava uma imagem interessante dos conflitos que estão por detrás da síndrome maníaco-depressiva. Foi-nos então possível ver a causa de um comportamento tipificado numa reação particular, que estava ligada à acumulação de quimiostase viscosa. Por exemplo, ele acordava de manhã com um fechamento abdominal e estava em plena fase maníaca. Quando apareciam os sons peristálticos, o sistema se abria e ele adormecia calmamente. Quando ele acordava outra vez, tinha virado uma criança, e esta criança podia ser feliz (se a quimiostase tivesse sido esvaziada o suficiente pelo peristaltismo), ou uma criança infeliz e sem paz, ou ainda em plena fase maníaca. E se a pressão se tornasse mais forte, ele se transformava até se tornar um adulto em fase maníaca. O problema de agressão era evidente; ele defecava no chão e dizia: "Isto, mãe, é porque você não gosta de mim!" A ambivalência em relação a sua mãe era muito clara. Às vezes, ele queria fazer tudo por ela: corria por tudo como uma criança de três anos, apanhava objetos e dizia: "É pra você, mamãe!" Repetia de modo maníaco: "Mamãe, toma isto! Mamãe, toma isto!"

Neste estágio, as fezes dele eram um dom. Um dia, a mãe ralhou com ele e ele respondeu: "Você não está compreendendo que isto é um presente para você!" Quando o tratamento eliminou novamente a pressão, ele voltou a ser uma criança normal de três anos. Um dia lhe demos um copo de leite. Ele o despejou sobre as flores dizendo: "As flores também têm de ter leite!" E fez o mesmo com todas as coisas que ele considerava que devessem ter leite. Sua aparência correspondia à idade, com exceção do tamanho. A mãe e a avó reconheciam cada etapa de sua evolução como criança e podiam prever a seguinte. Havia uma tal continuidade neste comportamento que colocávamos em dia, que elas não ficavam absolutamente preocupadas. Realmente, tínhamos o controle do desenvolvimento de Oscar. A mãe e a avó começaram a falar em termos de energia: "Você 'esvaziou' ele hoje? Ele está fechado?"

Um outro aspecto estranho deste tratamento mostrava a relação entre a estase e o fluido: se tínhamos conseguido tratar (ou "esvaziar") uma só perna, ele se sentia tão leve nesta perna que a levantava mais do que a outra enquanto caminhava. Se as duas pernas tivessem sido tratadas, ele se sentia tão leve, que dançava cantando: "Eu não sou incrível?"

Seguindo a ordem das manifestações, a mãe adivinhou que, já que não havia mais choros do nascimento, estes iriam aparecer. Eu achava que eles viriam numa enorme ab-reação do trauma, mas vieram chegando muito gradualmente, como um som muito baixo que se desenvolvia na garganta; ele estava quase inconsciente quando aconteceu. Seus olhos estavam afundados nas órbitas. Cada vez que sobrevinha o som do nascimento, o corpo de Oscar se estirava

179

na posição característica do recém-nascido. Se ele estivesse antes sentado numa cadeira e depois se visse no chão, ele não tinha nenhuma lembrança do que havia ocorrido. Isto continuou por muitos dias e, uma certa manhã, veio o grande grito, com o som e todos os reflexos corporais do nascimento. Aí ele começou a dizer: "Estou na vida? Eu não estou vivo!" Se considerar-se toda sua vida, é verdade que ele nunca estivera realmente vivo até este dia. Quando ele percebeu lentamente que estava na vida, disse que queria voltar para Deus e que as vozes em sua cabeça lhe diziam para se matar, que devia ir até o mar e se afogar. Era uma tal tristeza... Seu espírito estava preocupado com o problema da vida e da morte em termos de filosofia infantil: "As moscas têm consciência de que estão vivas? Spot (seu cachorro) sabe que está vivo? Será que a gente deve ter pena das coisas mortas?"

Depois deste período, ele regressou à matriz. Dizia: "Eu não gosto da água, eu não quero estar dentro da mamãe." E cada vez ele ficava inconsciente e seus olhos se retraíam. Emitia estranhos ruídos que não chegamos a compreender. Depois, no meio destes sons, surgiu um personagem infantil que disse chamar-se Oscarzinho. Repetia sempre a sua mãe que ele não queria viver porque ela nunca tinha gostado dele. A única coisa que ele queria era voltar para perto de Deus a quem amava. A mãe e o recém-chegado, Oscarzinho, tinham longas conversas à noite, estendidos sobre a cama. E por dias e dias, Oscarzinho dizia à mãe que lamentava ter nascido. A mãe lhe contava que sempre tinha ficado muito preocupada porque ele era tão doente, mas que ela sempre tivera muito amor por ele. Enfim, ela conseguiu fazê-lo sentir que seu amor por ele existia. Então, lentamente, ele retomou a consciência e disse que ia tentar viver.

Durante este tempo, tínhamos ainda conosco o grande Oscar que não tinha consciência do que se passava e que só queria uma coisa: ficar na cama. Mas a criancinha era cheia de vida e seu interesse se desenvolvia: cresceu e tornou-se um menino normal. À noite, ele cantarolava: "Eu gosto tanto de vocês todos!" e "Nós somos uma pequena família!" No entanto, um dia em que Oscar e sua mãe estavam estendidos e conversavam, apareceu uma outra voz: a voz profunda de um adulto que dizia coisas inteligentes e muito filosóficas. Apresentou-se como Oscar o Inconsciente Inteligente, e explicou que era uma parte de Oscar que fora recalcada. Tudo o que desejava era meditar e refletir sobre as estrelas. Ele queria também recitar e desenvolver sua sabedoria. Explicou que nunca havia podido influenciar Oscar porque tinha sido muito prejudicado na infância. Havia perdido o contato com ele e era por isto que Oscar sempre havia sido tão obtuso. Mas agora, ele tinha conseguido penetrar sua consciência novamente porque tinha visto que havia esperança, pois Oscarzinho havia, pela primeira vez na vida, decidido viver. E ele também tinha vindo para ajudar a mãe e a criança para que esta pudesse crescer, desenvolver-se e se tornar um compositor. A situação exigia cuidados atentos. Estávamos diante da seguinte situação: tínhamos três personagens, entre os quais a Inteligência Inconsciente — Senhor Hansen, como declarou chamar-se. Esta pessoa estava cada vez mais cheia, era realmente encantadora. O Senhor Hansen era muito sociável, gentil e caloroso. Quando jantava, suas maneiras à mesa eram excelentes e podia contar histórias que faziam todo mundo rir. Um instante depois, se o verdadeiro Oscar voltava, com sua aparência vegetativa, ele dizia: "Por que vocês riem?" E começava a comer com seus modos horríveis, manchando o guardanapo e enfiando cinco batatas na boca ao mesmo tempo.

Fui vê-lo certa manhã e já estava começando a ficar preocupada, pois o verdadeiro Oscar estava ausente há alguns dias. A Inteligência Inconsciente — Senhor Hansen — parecia esgotada; não falei nenhuma palavra e saí.

No dia seguinte, a mãe me contou que tivera uma longa conversa com a Inteligência Inconsciente. Ela teria dito: "Estou muito preocupada com Oscar, porque não aparece nenhuma fagulha de vida nele e ele está desaparecendo. Eu não recebo nenhuma ajuda de vocês para fazê-lo sair da cama e entrar em atividade. Ele precisa empregar melhor seu tempo e arranjar alguma ocupação. Ele precisa trabalhar. Nesta hora, estou carregando todo o fardo sozinho e não fui feito para este tipo de trabalho. Eu fui feito para a meditação e para guiar o indivíduo do interior. Estou tão cansado que não posso mais continuar. Se Oscar morrer, eu também morro, pois dependo do corpo dele." Estava tão infeliz que chorou e implorou a ajuda da mãe. No fim da conversa, disse que ia dormir e tentar encontrar uma solução. Às quatro horas da manhã, a mãe foi acordada por um grito formidável: um novo personagem havia nascido, e disse que se chamava Oscar o Gigante. Um pouco mais tarde, apareceu o Inconsciente Inteligente e disse que esta era a solução que havia encontrado durante a noite. O novo personagem não era nem inteligente nem cultivado e não tinha nenhum interesse pelas estrelas, mas faria bem seu trabalho — que era ajudar Oscarzinho a crescer e protegê-lo contra tudo e contra ele mesmo. Oscar o Gigante era uma personagem em quem se poderia ter toda a confiança.

A Inteligência Inconsciente disse que agora era muito importante que Oscar fizesse sua entrada na vida social. Era necessário que o levássemos a reuniões e que o estimulássemos. Nós estávamos realmente preocupadas: e se Oscarzinho voltasse de repente! Em casa, toda vez que Oscarzinho estava a ponto de defecar no chão, Oscar o Gigante aparecia e o levava ao banheiro. E quando Oscarzinho pegava objetos e os atirava, Oscar o Gigante segurava sua mão. A Inteligência Inconsciente se apresentou e nos perguntou orgulhosamente se esta solução era conveniente para nós. Em poucas semanas sua mãe pôde levá-lo a reuniões, onde ele se comportou muito bem. No entanto, uma hora antes de sair, Oscar o Gigante sentava, pensava muito seriamente e percorria seus espíritos para não deixar Oscarzinho sair nenhum instante. Quando retornava a sua casa, dizia à mãe que estava muito cansado que tinha de dormir muitos dias inteiros. Oscarzinho então tinha direito a todo espaço. Foi durante este período que as diferentes personagens começaram a se fundir umas nas outras. Por exemplo, o próprio Oscar, fazendo encomendas, pedia limonada para Oscarzinho, pedaços de carne de boi para Oscar o Gigante — e nada para a Inteligência Inconsciente.

Depois de um tratamento, senti que havia por trás de tudo um traumatismo muito grande que ocorrera pelos quatro anos. Na noite seguinte, a mãe me chamou pelo telefone e disse que Oscar havia vomitado tanto e tinha tanta dor na barriga que ela achava que poderia ser apendicite. Mas eu estava certa de que era só uma reação ao tratamento, pois eu havia utilizado técnicas mais fortes do que habitualmente. Quando cheguei, vi Oscar com o rosto convulsionado pela pressão do vômito. O cômodo inteiro cheirava a éter. Ele disse que tinha medo da faca. E, enfim, tivemos a explicação de um estranho sintoma. Há muitas semanas, Oscar tinha estado preocupado com seu nariz. Dizia frases assim: "Quando vejo meu nariz, sei que estou na vida." Invejava o cão pastor porque este tinha um nariz tão grande que podia vê-lo o tempo todo. Aos quatro anos, ele havia tido uma operação para extração das amígdalas. Haviam proibido sua mãe de entrar com ele na sala de operações e ela tivera de ficar na sala de espera. Só o pai pudera assistir à operação. Quando ela o escutou gritando, consolou-se pensando que ele estivesse anestesiado. No dia em que Oscar reviveu o traumatismo, a mãe veio me dizer: "Hoje eu tive um choque terrível. A empregada me disse que tinha uma confissão a fazer. O dia em que Oscar foi operado, meu marido tinha chegado para ela, muito deprimido e lhe havia confiado que Oscar tinha sido operado sem anestesia. Quatro enfermeiras tiveram de segurar seus braços e as pernas, uma quinta havia segurado sua cabeça, e ele se debatera com tanta força que o pai tinha sido obrigado a usar sua força para ajudá-las. Oscar tinha berrado como um animal no matadouro." Compreendíamos então o sintoma do nariz. A criança deve ter-se convencido de que iam matá-la e que só enxergando seu nariz poderia saber se ainda estava viva.

181

Esta última reação parece ter sido crucial. A partir deste dia, ele se tornou uma pessoa integrada e cresceu. Podíamos acompanhar os estágios de amadurecimento dos oito ou nove anos até os dezesseis. Contudo, era ainda necessário prosseguir longamente o tratamento. Como Oscar morava em outra cidade, ensinei a sua mãe o método para que ela pudesse continuar a terapia. Neste estágio do tratamento Oscar só manifestava alguns sintomas neuróticos. Ele tinha uma agressividade marcada por sua mãe, que depois do tratamento deu lugar ao humor. Entrou num período em que chamava a si mesmo de Senhor Hansen, o Ale-Grão; este foi logo um aspecto integrado de sua personalidade. Aos poucos, ele passou a recusar os medicamentos, pois o deixavam doente.

Esta é em linhas gerais a história de Oscar. Gostaria de acrescentar que sua criatividade continuou a se desenvolver. Com as últimas notícias que tive dele, ele mandava me perguntar, por intermédio de sua mãe, se o que lhe acontecia era normal ou não: ele agora não apenas podia ouvir a música que compunha dentro de sua cabeça, mas ainda podia ver as notas no ar e, quando as passava para o papel e tocava ao piano as partituras assim escritas, finalmente acontecia a mesma música.

Conclusão

Oscarzinho, nós o associamos ao "isto" e o denominamos o personagem-isto, que é a personalidade primária e criativa situada no interior e que possui um grande talento. O personagem-isto é a força libidinal que foi frustrada e encapsulada. Por causa do traumatismo do nascimento e das condições da vida pré-natal, a vida de Oscar havia começado mal. A angústia resultante do traumatismo do nascimento e a quimiostase (conflito) paralisaram tanto sua garganta que ele não conseguia pegar o seio e o leite saía por seu nariz. Seus órgãos da fala foram enfraquecidos pelo edema (quimiostase) e ele não conseguiu falar. Além do mais, ele desenvolvera também um problema de tireóide que parou seu crescimento com a idade de três anos. Começou a parecer um anão, mas recebeu hormônios de crescimento que permitiram atingir uma altura normal. A circulação libidinal havia sido inteiramente detida no nascimento, e foi assim que ele foi mutilado: a personalidade de Oscarzinho teve de ser recalcada e por isto mesmo encapsulou a libido. Assim, o verdadeiro Oscar foi aprisionado em seu corpo e em seu inconsciente. O Oscar pré-mórbido era uma personalidade resignada, apática, retardada mentalmente e sempre de mau humor. A adaptação ao ambiente era tão difícil para ele, uma tarefa tão complexa, que ele havia crescido sem interesse por coisa alguma. O Oscar pré-psicótico havia desenvolvido uma pré-neurose e um sistema de defesas tecido de gentilezas e amabilidades; ele não se queixava jamais. Esta construção quebrou-se quando ele, na idade adulta, teve de novo de confrontar o problema com seu pai. Quando a fase maníaca apareceu, a agressão contra o pai surgiu com violência. Quando malogrou o sistema de defesas, ele só teve diante da boca de cena o Oscar doente mental, o maníaco-depressivo insensibilizado e acalmado por medicamentos. Depois veio a fase de aplicação terapêutica dos princípios do psicoperistaltismo, durante a qual suprimi dinamicamente a constante produção de quantidades elevadas de quimiostase. Foi portanto limpando o organismo dos produtos de *stress* que nos foi possível descobrir que Oscarzinho era a força motriz da psicose. Oscarzinho, que levava em si toda a herança das potencialidades criadoras (o talento musical), é a personalidade libidinal. Esta não podia fazer mais do que tentar rejeitar e eliminar as frustrações e as agressões acumuladas. Oscarzinho queria sair, se realizar e pôr em dia sua criatividade.

Contudo, depois que o Oscar libidinal — o isto — rejeitou os recalcamentos que o mutilavam, apareceu uma personalidade bem pouco integrada, que emergiu com o nome de "Oscarzinho", e que invadiu o eu e se apropriou do aparelho psicomotor completando o ciclo emocional vasomotor. O inteligente e inconsciente Senhor Hansen representa a potencialidade latente do desenvolvimento para a integração do mental, do corpo e da personalidade. Ele também surgiu das profundezas, tomou o lugar do eu e controlou o aparelho psicomotor, manifestando-se como uma personalidade distinta. Explicamos estas mudanças e estas alternâncias da consciência pela teoria da regulação energética do Si. O Si é a supraconsciência e o guardião, que contrasta com o isto inconsciente. O Si, neste caso a Inteligência Inconsciente, Senhor Hansen, assistia a tudo que se passava, conhecia cada uma das personalidades diferentes e manifestava grandes qualidades: sabedoria, graça, encanto e humor. O Si não pôde influenciar a personalidade de Oscar, que se tinha perdido em si mesmo por causa das camadas neuróticas e da quimiostase. Quando as camadas quimiostáticas são ativadas pela mobilização da distribuição sangüínea retrogressiva, então a nova circulação põe o sistema todo sob controle e o recalcamento penetra a consciência do eu.

A maneira como as diferentes personalidades invadiram o eu constitui um processo fascinante. Em primeiro lugar, vemos a patologia se introduzir no eu; a seguir, assistimos à chegada dos elementos sadios e construtivos que mudam realmente o comportamento. De certa maneira, Oscarzinho (a personalidade-isto, encapsulada) havia sempre estado presente no eu pré-psicótico, mas era cada vez mais frustrado e, portanto, cada vez menos influente. No estágio da psicose maníaco-depressiva, a personalidade-isto emergiu com sua raiva. Assim tratava-se de uma tentativa desesperada da personalidade primária de quebrar a argola de ferro da personalidade secundária e libertar-se. A Inteligência Inconsciente, Senhor Hansen, também estava encapsulada mas, de certo modo, tinha sempre a consciência do que se passava. Quando o Senhor Hansen foi descoberto e liberado, ele ajudou a coordenar e ativar o processo terapêutico.

Quando ele criou Oscar o Gigante, foi a solução a problemas novos que se haviam tornado muito poderosos para ele sozinho. Realmente, o Senhor Hansen o Inconsciente ressentia esta função de coordenação das personalidades como exigente e não natural, pois seu modo natural de existência era a contemplação e a meditação (a função do Si, da supraconsciência). Criando Oscar o Gigante, ele encontrou um meio para o controle da coordenação. Este controle está ligado à vontade e ao aparelho psicomotor, que está mais próximo da matéria e, portanto, melhor adaptado. Somente pela compreensão da atividade do sistema circulatório é possível explicar como a dinâmica fisiológica afeta e transforma o eu. A chave da compreensão reside na fisiologia dos ciclos e dos ritmos da distribuição retrogressiva do sangue e na necessidade de completar os ciclos reativados. Assim, a circulação do sangue pode ser encarada como o fio que une o inconsciente à consciência, o isto ao eu.

O tratamento durou três anos e quando Oscar voltou ao hospital para ser novamente examinado, os médicos não puderam encontrar traço algum de tendências maníaco-depressivas. Concluíram que seu diagnóstico inicial deve ter sido errado.

183

ANEXO IV

O PERISTALTISMO CONTROLADO PELO ESTETOSCÓPIO

Esta técnica terapêutica consiste em estimular a resposta do peristaltismo intestinal de maneira a facilitar a eliminação dos produtos de *stress*. Com este objetivo um estetoscópio é pousado de maneiras variadas sobre os pontos apropriados na região do umbigo. Assim, o menor movimento intestinal é captado, amplificado e acompanhado com precisão. Isto permite ao terapeuta manter uma relação íntima com a tensão visceral e dirigir constantemente as reações ao tratamento. Este último poderá ser uma massagem ou quaisquer outras técnicas somáticas. As séries de tratamentos levam a um relaxamento gradual da contração e a um aumento do tônus. A capacidade de funcionar de maneira espontânea e a auto-regulação vegetativa também são restauradas. A auto-regulação depende do conjunto dos órgãos viscerais.

BIBLIOGRAFIA SUMÁRIA

Boyesen, G. — *The Collected Papers of Biodynamic Psychology*, vols. I e II, Biodynamic Psychology Publication, 1980.

————. *Journal of Biodynamic Psychology*, 1980-1981. Versão brasileira: *Cadernos de Psicologia Biodinâmica*. São Paulo, Summus Editorial — 1 (1983), 2 (1983), 3 (1985).

Fréud, S. — *Trois essais sur la Théorie de la Sexualité*, Gallimard, 1962.

————. *Métapsychologie*, Gallimard, 1968.

Gérôme, Paul — *Les Anatomies Fantastiques*, D 3, Collection Vibrations, Genebra, 1983.

Jung — *Les Racines de la Conscience*, Buchet-Chastel, 1971.

Raknes, Ola — *Wilhelm Reich and Orgonomy*, Oslo, Nova York, 1970.

Reich, W. — *L'Analyse Caractérielle*, Payot, 1971.

————. *La Fonction de l'Orgasme*, L'Arche, 1952.

————. *La Superposition Cosmique*, Payot, 1974.

Setekleiv, Johannes — "The Spontaneous rythmical activity in smooth musculature", in *Journal of Biodynamic Psychology*, 1980, n.º 1.

Psychologie Biodynamique — Encontro em Montailleur, 1982.

Sobre a autora

Gerda Boyesen nasceu em 1922 em Bergen, na Noruega. De 1947 a 1952, estudou Psicologia na Universidade de Oslo e fez análise e vegetoterapia com Ola Raknes. Formada também em fisioterapia, ingressou com este título no Instituto Bülow-Hansen e, depois, como psicóloga clínica, em diferentes hospitais psiquiátricos da Noruega. Em 1970 instala-se em Londres e divide sua atividade terapêutica entre a França e a Inglaterra.

Oriunda de mais de trinta anos de atuação e pesquisas da norueguesa Gerda Boyesen, psicóloga e fisioterapeuta de formação reichiana, a Psicologia Biodinâmica trata dos processos psicológicos no contexto amplo do processo de vida de uma pessoa. Toda emoção, todo choque, toda frustração tem uma conseqüência fisiológica e psicológica direta. O organismo saudável tem o poder de resolver e digerir até mesmo violentos choques emocionais: a neurose só se desenvolve quando a pessoa perde sua capacidade natural de auto-regulação. A terapia biodinâmica procura restaurar a perda ou diminuição da capacidade de auto-regulação e procura alcançar o "núcleo vivo" da pessoa, estimulando sua expansão. Fundamentalmente, esta terapia é um processo de purificação biológica: varre a neurose do organismo, libertando o "núcleo vivo" de suas constrições. Logo, a terapia biodinâmica abrange muito trabalho com as tensões do corpo, o psicoperistaltismo, usando massagem especial e técnicas de movimento e dando atenção especial às expressões corporais da pessoa. Ela não segue um curso predeterminado: varia de acordo com as necessidades de cada cliente.

Expandindo-se para a Inglaterra e França, de início, a Psicologia Biodinâmica irradiou-se depois para outros países, inclusive o Brasil, onde discípulos diretos de Gerda Boyesen já atuam em várias cidades. A própria Gerda já esteve em nosso país, para demonstrações práticas.

A teoria e a prática da Psicologia Biodinâmica estão nos **Cadernos de Psicologia Biodinâmica**. Eis alguns dos artigos incluídos nos volumes já publicados:

CADERNOS DE PSICOLOGIA BIODINÂMICA — N.º 1
* O que é Psicologia Biodinâmica?
* Pressão organísmica interna
* Prevenção da neurose: auto-regulação a partir do nascimento
* A teoria biodinâmica da neurose
* Mudanças fisiológicas em psicoterapia
REF. 156

CADERNOS DE PSICOLOGIA BIODINÂMICA — N.º 2
* Zonas detonantes, tonicidade muscular e o reflexo orgástico
* A essência da terapia
* O bebê e o alfa
REF. 167

CADERNOS DE PSICOLOGIA BIODINÂMICA — N.º 3
* A personalidade primária
* Massagem biodinâmica como ferramenta terapêutica
* A dinâmica psicossomática
* Masoquismo e energia masoquista
* Aspectos de uma teoria biodinâmica gestáltica
REF. 209

Leia também
NOS CAMINHOS DE REICH — David Boadella
A vida e a obra de um dos gênios do século 20, que tão profundas marcas deixou, legando-nos um raro exemplo de incansável pesquisa científica e de meditação sobre a condição humana.
REF. 208